DANIELLE HERRNBERGER

DEIN SPÄTER IST JETZT®
KREBS ALS WENDEPUNKT.

WAS KANNST DU JETZT TUN? WAS IST WICHTIG?
EINE PERSÖNLICHE GESCHICHTE, DIE HOFFNUNG SCHENKT UND INSPIRIERT.

Mit exklusiven Arbeitsmitteln:
ein liebevoll gestaltetes Dankbarkeits- und Leistungstagebuch,
die diesen Ratgeber zu Deinem persönlichen Begleiter machen.

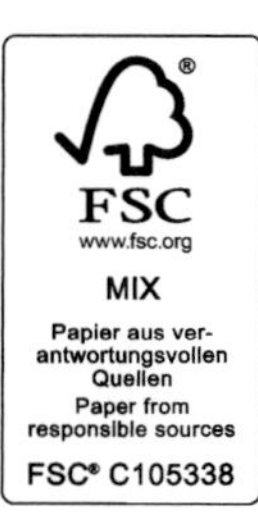

© 2025 Danielle Herrnberger
Lektorat: Dr. Annette Droste, Helmut Wihr, Marion Fischer
Korrektorat: Michael Gisl, Dr. Annette Droste, Helmut Wihr, Marion Fischer
Fotos: Ariane Klingseisen, Felix Reitberger
Verlag: BoD · Books on Demand GmbH, In de Tarpen 42, 22848 Norderstedt, bod@bod.de
Druck: Libri Plureos GmbH, Friedensallee 273, 22763 Hamburg

ISBN: 978-3-7693-5223-8

Urheberrecht und Hinweis

Ein persönliches Wort:
Die Informationen in diesem Ratgeber basieren auf meinen eigenen Erlebnissen und Erkenntnissen. Sie dienen der Inspiration und Orientierung, ersetzen jedoch keine medizinische oder therapeutische Beratung. Handle bitte achtsam und in Absprache mit Fachleuten, wenn Du die hier vorgestellten Impulse in Dein Leben integrieren möchtest.

Für eine angenehmere Lesbarkeit habe ich in diesem Ratgeber auf eine durchgängige Gender-Schreibweise verzichtet. Dabei sind natürlich immer alle Menschen gemeint – unabhängig von Geschlecht, Identität oder Lebensweise. Ich danke Dir von Herzen für Dein Verständnis und wünsche Dir viel Freude und Inspiration beim Lesen.

Ich widme diesen Ratgeber, in dem all mein Herzblut steckt:

Mike.
Meiner großen Liebe.
Meinem Held, meinem Wunder.
Meinem Teilchenbeschleuniger.

Helmut.
Ohne Dich gäbe es keinen Podcast und keinen Ratgeber.

Raphaela Lang.
Meiner Unterstützung, meiner Cheerleaderin und Lebensbereicherung

Marion.
Meinem Spiegel und Lebensbegleiterin.

Meiner Familie.
„Mike werde wieder gesund, damit Du bald wieder zu uns kommen kannst um mit uns zu spielen"

Verena.
Meinem lebendigem Tagebuch.

Annette.
Was wäre ich ohne Deine Ruhe und fachliche Expertise?

Babette.
Du gibst den Menschen das, was sie am nötigsten brauchen: Zuversicht.

Dr. med Andreas Kestler
Wenn nur alle Krankenhaus-Geschäftsführer so wären wie Sie. Sie haben nicht aus den Augen verloren, um was es letztlich bei allem geht: um Menschen.

Sandra.
Lebensqualitätslotsin in der Klinik.

Sabine Kramp.
Lass uns noch mehr Menschen Mut machen und ihnen lehren, das Leben aus einer magischen Perspektive zu betrachten.

ÜBER DANIELLE HERRNBERGER

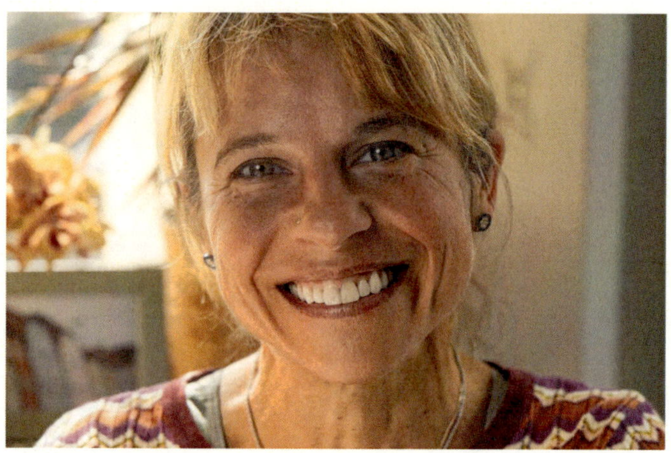

Danielle Herrnberger ist nicht nur Autorin, sondern auch eine inspirierende Wegbegleiterin für Menschen in Krisensituationen. Mit ihrem Podcast „**Die Magie der Perspektive**" und ihrer eigenen, tief berührenden Geschichte hat sie gezeigt, wie ein Perspektivwechsel das Leben nicht nur retten, sondern bereichern kann.

Der Ratgeber „Dein Später ist Jetzt – Krebs als Wendepunkt" ist mehr als ein Buch. Es ist ein Kompass für alle, die sich in der scheinbar ausweglosen Situation einer Krebsdiagnose befinden – für Betroffene ebenso wie für Angehörige. In diesem Werk teilt Danielle ihre Erfahrungen, die sie an der Seite ihrer großen Liebe Mike gesammelt hat. Eine Diagnose, die erst wie ein Urteil schien, wurde zu einem Geschenk, das ihnen Kraft, Tiefe und neue Sichtweisen schenkte.

Mit ihrer warmherzigen Art vermittelt sie in diesem Ratgeber nicht nur Wissen, sondern vor allem Zuversicht: Es gibt immer Handlungsspielraum, und die Macht der Gedanken kann Berge versetzen.

Lass Dich von ihrem Weg inspirieren und entdecke, wie auch Du Deine eigene Geschichte neu schreiben kannst – mit Zuversicht und der Kraft der Perspektive.

PROLOG

Kein Entweder-Oder, sondern komplementär.

Die Diagnose Krebs reißt Dich aus dem gewohnten Leben, wie ein Sturm, der plötzlich alles auf den Kopf stellt. Aber genau hier, an diesem Punkt, beginnt etwas Neues – eine Reise, auf der Du die Kraft der Perspektive entdecken kannst.
Ärzte bringen ihr Wissen, ihre Kunst und ihre Erfahrung ein, um Dich bestmöglich zu behandeln.
Doch WIE Du diesen Weg meisterst – das liegt in Deiner Hand.

Es ist eine ganzheitliche Aufgabe, bei der Du die Hauptrolle spielst.

Deine Gedanken, Deine Haltung und Deine Entscheidungen spielen eine entscheidende Rolle. Es geht nicht darum, das eine gegen das andere auszuspielen.

Stattdessen liegt die Stärke in der Kombination: der Medizin und Deiner inneren Kraft.
Wie eine Therapie wirkt, wie Du sie verträgst, und wie Dein Körper auf diesen Weg reagiert – das kannst Du beeinflussen.
Dieser Ratgeber möchte Dir genau das zeigen. Er möchte Dich unterstützen, begleiten und ermutigen, Deine Perspektive zu wechseln. Ich beleuchte verschiedene Herausforderungen und wie Du sie meistern kannst.
Welche Fragen Dir auch immer beim Lesen in den Kopf schießen und wenn Du zu den einzelnen Kapiteln mehr Informationen möchtest: Du kannst Dich bitte jederzeit bei mir melden. Es ist eine Herzensangelegenheit, Dich auf Deinem Weg zu unterstützen und zu begleiten. Ich freue mich auf Dich. Scheu Dich nicht, Dich telefonisch bei mir zu melden.
Danielle Herrnberger: 01579 245 8447

Dein Schlüssel liegt hier: in Deinem Denken, Deinem Fühlen und Deinem Tun.
Es gibt immer Handlungsspielraum. Es gibt immer Hoffnung. Und manchmal, wenn wir den Mut finden, uns auf das Wesentliche zu konzentrieren, zeigt sich die größte Herausforderung als ein Geschenk.

VORWORT PROF. DR. THOMAS BEIN

Prof. Dr. Thomas Bein war viele Jahre Ärztlicher Leiter der (intensivmedizinischen) Operativen Station 90 an der Klinik für Anästhesiologie des Universitätsklinikums Regensburg sowie Vorsitzender des Klinischen Ethikkomitees des UKR. Seit seiner Knochenkrebserkrankung ist die Beschäftigung mit Fragen der Medizin-Ethik, vor allem die Beziehung zwischen Arzt und Patient im Klinikalltag der Hochleistungsmedizin ins Zentrum seines Interesses gerückt.

Als ‚Hochleistungsmediziner‘ und Leiter einer Intensivstation erhielt ich vor neun Jahren eine lebensbedrohliche Diagnose: Knochenmarkkrebs. Niederschmetternde Befunde wurden mir mitgeteilt, als ob im Rahmen eines Fachkonsils ein komplizierter Fall vorgestellt würde.
Eine Fachsimpelei ‚unter Kollegen‘ über Tumormarker, Operationsstrategien und Chemo-Protokolle mit kompetenter Erörterung verheissungsvoller Studien folgte. Sie ließ mich die Unsicherheit und die Distanz zu einer emotionalen Auseinandersetzung meiner Behandler:innen spüren. Auseinandersetzung mit der bedrohlichen Realität, aber auch mit der Chance, neue Ressourcen zu entdecken.

Von dieser Chance handelt Danielle Herrnberger's Ratgeber, er sei von mir allen Betroffenen wärmstens ans Herz gelegt.

Vordergründig war ich als Arzt ein gesunder Helfer, die Patienten waren die kranken Hilfsbedürftigen. Ich trug den weißen Kittel, sie das Flügelhemd. Die ärztliche Souveränität hängte ich von einem Moment auf den anderen mitsamt dem Kittel an den Nagel.
Dieser abrupte Perspektivwechsel hat mich viele Dinge gelehrt: kommunikative Defizite in der modernen, ‚industrialisierten‘ Medizin, Elemente einer echten, achtsamen Empathie, die Bedeutung von Zeit, Berührung und Gespräch.
Und – nicht zuletzt – die elementare Wichtigkeit, als Patient:in sein/ihr Schicksal selbst in die Hand zu nehmen und das Stigma des ‚Ausgeliefertseins‘ abzulegen.

Besonders diesen Aspekt behandelt Danielle's Ratgeber in behutsamer, aber gleichzeitig prägnanter und gut lesbarer Weise. Wir können viel – Tag für Tag – aus ihm lernen.

Thomas Bein

VORWORT RAPHAELA LANG. PSYCHOONKOLOGIN

Im Krankenhaus der Barmherzigen Brüder

„Alles was ich im Leben gelernt habe, kann ich in drei Worten zusammenfassen: Es geht weiter." - Robert Frost

Die meisten Patientinnen und Patienten, denen ich in meiner Arbeit als Psychoonkologin dieses Zitat mitgebe, nicken zustimmend, wenngleich ratlos. Wie soll es weitergehen, wenn einem der Boden unter den Füßen weggezogen wird?

Danielle erzählt, wie es bei ihr und Mike weitergegangen ist. In den Gesprächen mit ihr sprudeln die Emotionen, eine besondere Energie liegt in der Luft, es ist, als tauchen wir ab in eine Blase.
Es sind Gespräche, bei denen Du Dir Zettel und Stift zur Hand wünschst, um Dir Notizen zu machen. Um etwas ganz Wertvolles festzuhalten. Nicht selten lautet meine Reaktion auf Danielles schillernde Ausführungen: „Schreib's auf!" Und das hat sie dankenswerterweise gemacht.

Was Mike intuitiv „richtig" macht, erklärt Danielle auf einfache Art.
Sie stellt wissenschaftliche Zusammenhänge her und zeigt Möglichkeiten, diese Strategien umzusetzen. Du erfährst von der Wirkweise von Affirmationen und inneren Bildern, bekommst Einblicke in die Neurowissenschaft und evolutionäres Wissen über Angst, hin zu praktischen Tipps, die Mike durch die Behandlung geholfen haben. Dabei sei gesagt: Es gibt kein „richtig" oder „falsch", mit der Krebsdiagnose umzugehen. Es gibt einen für Dich passenden Weg. Diesen selbstbestimmt zu gestalten und Dich mit dem zu umgeben, was Dich beruhigt, stärkt und aktiviert – dabei hilft Dir Danielle.

Am Ende wird es keine Garantie für eine Heilung der Krebserkrankung geben. Das verspricht dieser Ratgeber auch nicht. Er möchte auch keine medizinische Behandlung ersetzen – aber sie ergänzen, und Dir Deine Freiheit wiedergeben, die Dir die Krebsdiagnose vermeintlich raubt.
Ich wünsche jeder betroffenen oder angehörigen Person, sich von Danielle inspirieren zu lassen. Sie schenkt Dir auf ihre bestärkende und einfühlsame Weise eine reiche Auswahl, aus der Du mitnehmen kannst, was für Deinen Weg passt, denn: Es geht weiter.

Raphaela Lang

1. WIE EIN BULLDOZER DURCH DAS LEBEN

Wie kann es sein, dass die Welt um Dich herum immer noch genauso aussieht wie vor ein paar Minuten? Die Menschen gehen ihrer Routine nach, die Sonne scheint, vielleicht zwitschern sogar Vögel – alles scheint so normal.

Doch für Dich hat sich alles verändert. Dass sich die Erde einfach weiterdreht, als wäre nichts geschehen?

Denn Deine Zeit, Deine ganze Welt ist gerade stehen geblieben, wie ein Film, der plötzlich stoppt. Das Gespräch mit den Ärzten ist beendet, Dir wurde die nackte Tatsache, dass etwas in Dir gewachsen ist, in formal fachlicher, schwer verständlicher, medizinischer Sprache mitgeteilt. KREBS. Du hast KREBS.

Dieses hässliche Wort hallt in Deinem Kopf nach. Du hast vielleicht sofort Bilder voll von Leid und Schmerz vor Augen. Klare Gedanken zu fassen, ist kaum möglich, alles dreht sich in Dir. Du denkst in einer Gleichzeitigkeit in alle Richtungen, und jeder Atemzug fällt schwer. Du wünschst Dir, aus diesem Alptraum aufzuwachen. Aber das tust Du nicht. Die Diagnose steht. Krankheit ist in Dein Leben getreten. Die schlimmsten Befürchtungen sind Wirklichkeit geworden. Du fühlst Dich, als hätte Dir jemand den Boden unter den Füßen weggezogen.

 KREBS. Immer und immer wieder schreit dieses Wort in Deinem Kopf, und wie in Lichtgeschwindigkeit malst Du Dir sofort aus, was nun alles auf Dich zukommt, was sich ändern wird. Du bist wie gelähmt vor Angst. Alle Pläne sind von jetzt auf gleich zunichte gemacht, alles steht auf null. Das lähmende Gefühl von Hilflosigkeit breitet sich aus.

Doch so ist es nicht!

In diesem Ratgeber: **DEIN SPÄTER IST JETZT**® *Krebs als Wendepunkt* lade ich Dich dazu ein, die Kraft der Perspektive zu entdecken und zu erlernen. Wie Du sie für Dich nutzen kannst, um diese Herausforderung zu meistern. Wir werden uns mit Selbstfürsorge, der Bedeutung von positiven Gedanken auf Deinen ganzen Körper und somit auf Deine Gesundheit beschäftigen. Du erfährst praktische Tipps und Dinge, die jetzt ganz wichtig sind. Lass uns gemeinsam einen Weg finden, wie Du Deine Sichtweise ändern und tatsächlich das Beste aus der Situation machen kannst. Auch wenn es noch schwer zu glauben sein mag, Dir wird nicht nur etwas genommen, sondern auch vieles geschenkt: eine neue Sicht auf das Wesentliche, die Chance, Prioritäten zu setzen, und die Möglichkeit, innere Stärke zu entwickeln. Dieser Ratgeber entsteht aus Erfahrung.

Mit diesen Seiten möchte ich Dir das an die Hand geben, was für uns wichtig war und weiterhin ist. Eine Orientierungshilfe, in der ich nicht nur beschreibe, was gewirkt hat, sondern auch wie und warum.

Du hast die Kontrolle.

2. WARUM DIESER RATGEBER? WAS HAT DU DAVON?

Die wichtigste Botschaft ist: Die Veränderungen Deiner eigenen Sichtweise können eine entscheidende Rolle bei Krebs spielen. Stell Dir vor, Dein Leben ist ein Gemälde, und mit jedem Gedanken fügst Du neue Farben hinzu – Du kannst entscheiden, ob sie düster oder lebendig sind.

Du kannst mit ein wenig Übung lernen, Deine Gedanken zu Dir und Deiner Krankheit zu lenken. Du kannst momentan die Diagnose nicht ändern, aber ich will Dich ermutigen, einen gesundheitszuträglichen Umgang mit Deinem einschneidenden Erlebnis zu finden.

Dein Denken und Dein Fühlen machen den entscheidenden Unterschied.

Wir können den Wind nicht ändern, aber die Segel anders setzen. –
Aristoteles.

Dieses Zitat zeigt, dass wir zwar *nicht alle Umstände beeinflussen können, aber unsere Reaktion darauf.* Gerade in einer schwierigen Situation wie einer Krebsdiagnose können neue Perspektiven und Handlungsweisen den entscheidenden Unterschied machen.

Aber wie ist das denn gemeint? Du fühlst Dich wahrscheinlich beinahe ohnmächtig. Solltest Du jetzt handeln und wenn ja, was solltest Du denn tun? Die Diagnose ist nichts weniger als ein Schock, und Du bist aus Deinem Hamsterrad geworfen worden. Vor wenigen Tagen warst Du vielleicht noch in Deinem gewohnten Alltag gefangen – der morgendliche Kaffee, die To-do-Liste, das nächste Meeting – und plötzlich steht alles still. Stillstand. Angst. Todesangst. Warum Du? Warum ausgerechnet Du? Du haderst. Du fragst Dich, was Du falsch gemacht oder gar verbrochen hättest. Vielleicht fühlt es sich für Dich wie eine Strafe an. Ich nehme es vorweg und werde es wiederholt betonen: Nein.

Es ist keine Strafe und keine Frage von Schuld. Die Gefühle, die jetzt in Dir aufsteigen mögen, sind ganz natürlich. Ich will Dir helfen, besser damit umgehen zu können.

Dies sind Zeilen in einem Buch, an denen Du Dich festhalten kannst. Denn es gibt sie, diese *unerwartet positiven Krankheitsverläufe.*

Du hältst diesen Ratgeber gerade in Händen und liest ihn. Du bist verunsichert. Die Ärzte haben Dir die weiteren Therapieschritte, Statistiken und Prognosen unterbreitet. Unzählige Meinungen und Einflüsse prasseln jetzt auf Dich ein. Alle sind betroffen: Deine Dir nahestehenden Personen, Deine Familie, Freunde, Dein berufliches Umfeld, Deine Nachbarschaft und so weiter. Bestürzung und Ratschläge, wohin Du schaust. Auf welche Empfehlung kannst Du Dich stützen? Auf wessen Worte kannst Du Dich jetzt verlassen? Jeder hat eine andere Meinung und an dieser Stelle sei gleich angefügt:
Bitte vermeide es, Dr. Google zu befragen.
Das Internet ist voller wirrer Informationen, Beschreibungen der am schlimmsten zu befürchtenden Verläufe, Heilsversprechen aller Art und Produkte, die angeblich zaubern könnten. Wenn Du Dir jetzt denkst, wie kommt sie denn dazu, mir anhand dieses Ratgebers jetzt Tipps unterbreiten zu wollen?
Ich will keine Ratschläge mehr haben, ich will doch einfach nur, dass bitte alles wieder gut ist. Hat sie es selbst durchlebt?

Nicht ich, sondern Mike.
Die Liebe meines Lebens. Wir kannten uns drei Monate.
Drei Monate berauschendes Glück. Wir waren so voller Hoffnungen und Träume. Die Energie der Liebe hat uns getragen und wir wollten gemeinsam das ganze weitere Leben feiern.

Bauchspeicheldrüsenkrebs.
Bereits ins Bauchfell gestreut. Diese Diagnose oder, besser formuliert, dieses Urteil bekam der Mann, der mir *alles* bedeutet. Mike war Anfang 50, immer gesund und leidenschaftlicher Sportler. Das Thema Krebs war in seinem Leben und seiner gesamten Familie nicht existent. Er hatte doch nur einfache Bauchschmerzen, also was soll schon Schlimmes sein? Hiobsbotschaften bekommen doch immer nur die besagten „anderen". So dachten auch wir. Weitere Untersuchungen haben dann das schlimmste aller Möglichkeiten ergeben:

Ein metastasierter Bauchspeicheldrüsenkrebs.
Palliative Chemotherapie.
Die Fallhöhe hätte nicht schlimmer sein können. Vom Himmel voller Glück,
Liebe und Leichtigkeit in die Hölle. Dazwischen sind nun 2 Jahre
vergangen, und er ist seit 1,5 Jahren
KREBSFREI.

Die Ärzte sagen, es sei ein Wunder. Es geht ihm gut. Und nicht nur das. Es
geht ihm so gut *wie nie zuvor.*
*Zu spüren, dass alles endlich und nichts selbstverständlich ist, ist anfangs
sehr schmerzhaft, dann kann genau das zu einem großen Geschenk
werden: die Fähigkeit, jeden Moment bewusster zu genießen, neue
Prioritäten zu setzen und tiefe Dankbarkeit für die kleinen Dinge im Leben
zu empfinden.*
Ich schreibe diese Zeilen, weil ich es erlebt habe, wie es ist, wie es sich
anfühlt, wenn eine Blase platzt. Nicht nur als Betroffener, sondern ebenso
als Angehöriger kann Dich schiere Verzweiflung übermannen. Auch wenn
sich die Perspektive und Herausforderungen unterscheiden, der Schmerz
und die Ängste sind ähnlich. Genau aus diesem Grund möchte ich Mut
machen. Dir als Betroffener, aber auch Dir als Angehöriger. Dieser Ratgeber
ist eine Stütze für beide Seiten, ob Du betroffen bist oder mit Jemandem
diesen Weg gehst.
Denn einen langen Weg geht man besser nicht alleine.
Du hast so viel *mehr in Deiner Hand*, als Du in diesem Moment glaubst.
Nein, Du bist nicht ausgeliefert. Warum das so ist, berichte ich Dir in den
nächsten Kapiteln. Zum Zeitpunkt seiner Diagnose hatte ich so nach
Jemandem gelechzt, nach etwas wie diese Seiten, die ich in Händen halten
kann und die mir vermitteln, es kann auch gut werden. Nun bin ich
diejenige, die es mit stolz erfüllter Brust tun darf. Ich bin den Weg mit Mike
gegangen. Und ich hatte zu keinem Zeitpunkt die Option wegzugehen. Der
Grund war und ist schlicht und ergreifend Liebe. Ich wollte alles in meiner
Macht stehende tun, damit ich mit ihm weiterleben darf. Daher beschreibe
ich diese Gefühle der Verzweiflung, Angst, Ohnmacht und Hilflosigkeit,
denn ich kenne sie. Diese Art Messer, das in Deiner Brust steckt. Das
Drehbuch unseres Lebens wurde unwiederbringlich umgeschrieben. Mike
war in einer Art Schockzustand, seine ersten Gedanken galten seiner
Tochter, seiner Arbeit und dass er jetzt in unserer frischen Beziehung krank
und schwach sein wird. Diese Vorstellung war für Mike kaum zu ertragen.
Vom Versorger zur Belastung. Er wollte sich um mich kümmern, für mich
sorgen, und nun wird es umgekehrt sein. Alles fühlte sich einfach nur falsch
an.

Mein oft so atemloser Schmerz war gepaart mit heller Aufregung. Dieser Einschnitt ins Leben hat meine Tränen nur so laufen lassen, doch der Alptraum hörte einfach nicht auf.

Ich fühlte mich meines Glücks beraubt und war heillos überfordert. Mike hatte den Vorteil, dass er, sehr zeitnah nach der Diagnose, am Universitätsklinikum Regensburg operiert wurde. Ich hatte keine Vorstellung, was auf mich zukommt, die Ärzte wollten mir verschiedenste Telefonnummern überreichen. Denn laut ihrer Aussage bräuchte ich mit Sicherheit Unterstützung bei der palliativen häuslichen Pflege. So wurde mit mir an dem Tag gesprochen, nachdem bekannt wurde, dass der Tumor bereits gestreut hatte. Die Prognose ist laut Statistik niederschmetternd. Ein Todesurteil.

Es kann leider gut möglich sein, dass auch mit Dir so kommuniziert wird. Die Ärzte stellen Dir die Diagnose, besprechen mit Dir den weiteren Verlauf. Du sitzt im Arztzimmer oder liegst im Krankenbett, und ein Mensch, den Du nicht kennst, verkündet Dir, was mit Dir geschehen wird. Jedes Wort, das sie zu Dir sagen, sitzt tief und zeigt Wirkung. Du bist in diesem Augenblick so aufnahmefähig, offen und verletzlich wie selten in Deinem Leben. Du achtest auf jede Nuance in der Stimme, denn es geht bei Dir gerade um alles. Die Ärzte müssen Dir die Wahrheit sagen, dürfen Dich nicht im Unklaren lassen, deswegen sprechen sie mit Dir meist ohne Emotionen und auf rein fachlicher Ebene. Sie haben eine andere Perspektive als Du. Es ist ihr Beruf, und je nach Fachrichtung müssen sie sehr häufig negative Nachrichten überbringen. Bei Dir geht es um Deine Gesundheit, ja, nichts weniger als um *Dein Leben!* Doch für die Ärzte ist es beruflicher Alltag. Hektik und Zeitnot lassen leider die oft so schmerzlich vermisste Menschlichkeit zu kurz kommen. Du wünschst Dir nichts sehnlicher als Aufmerksamkeit. Worte, die Hoffnung und Mut spenden. Und Du musst das Gegenteil erleben. Wirst mit einer Schock-Nachricht konfrontiert, bekommst einen Befund, den Du vielleicht gar nicht wirklich verstehst und fühlst Dich alleine gelassen. Nicht wichtig und nicht gesehen. Das kann Deine Angst nur noch vergrößern.

Ich beschreibe diese Situation, weil auch wir sie so erleben mussten. Wie Du damit besser umgehen kannst, was dabei hilft und wichtig ist, beschreibe ich Dir in den nächsten Seiten. Aufgrund meiner Reise, die ich seit Mikes Diagnose angetreten habe, bin ich viel mit Ärzten in Kontakt und erhalte Einblick in Krankenhausabläufe. Soviel sei gesagt: Es ist keine böse Absicht Deiner Dich behandelnden Ärzte. Sie stehen unter einem enormen Druck. Das Fundament ihrer Aussagen sind Statistiken und Prognosen. Aber Du bist Du und weder eine Statistik, noch eine Prognose.

Mike ist ein lebendiges Beispiel dafür: Trotz niederschmetternder
Prognosen hat er bewiesen, dass Wunder möglich sind. Seine Geschichte
zeigt, dass Du *mehr* bist als jede Statistik und Prognose. *Deinen Körper
kann man nicht in Prozentzahlen beschreiben.*

3. ERSTE REAKTION

Die Diagnose Krebs ist ein klarer, harter Schnitt in Deinem Leben. Sie
reißt Dich aus Deiner gewohnten Routine, lässt Deine Gedanken rasen
und füllt Deinen Kopf mit Angst und Fragen: Warum ich? Was kommt
jetzt? Werde ich das überstehen?
Und sie ist nicht einfach eine Krankheit wie viele andere. Es entstehen
sofort Bilder und Vorstellungen im Kopf.

Das Arztgespräch tut sein Übriges, macht Dich ohnmächtig, und Du willst
nur aufwachen und feststellen, es war ein böser Traum. Es war an dem Tag,
als mir Mikes behandelnder Arzt beschrieben hat, wie die lebenslange
Chemotherapie verlaufen wird: nachdem er mir anhand von Statistiken und
Prognosen erklärt hatte, was diese Behandlung für Mike und seinen Körper
bedeuten wird, stellte ich nur eine Frage zurück: „Ist es denn möglich, dass
Mike die Chemotherapie irgendwann nicht mehr braucht?" An diesen Blick
werde ich mich wohl immer erinnern können. Ob ich denn nicht zugehört
hätte? Draußen regnete es in Strömen. Der Arzt blickte mich an, sein
Gesichtsausdruck eine Mischung aus professioneller Neutralität und leiser
Irritation. Als hätte ich die Worte gehört, aber ihre Bedeutung noch nicht
ganz akzeptiert. „Doch. Natürlich, aber ich stelle die Frage noch einmal: Ist
es möglich?" Und seine Antwort hat meine Perspektive erweitert. Er sagte:
„Meiner Erfahrung nach nicht, aber ich bin in meiner medizinischen
Laufbahn auch schon mal eines Besseren belehrt worden." Das war der
Satz, an dem ich mich festgehalten hatte. Ein einfacher Satz, der mir meinen
Handlungsspielraum wiedergegeben hat.
Mike war nicht verurteilt, sondern es bestand eine Chance.

Wenn auch gering, war sie dennoch da. Ich habe mir aus dem Gespräch
diese kleine Hoffnung mitgenommen, habe für mich entschieden, dass das
meine Realität sein wird. Ich will die Möglichkeiten sehen und mich nicht auf
Zahlen verlassen.
Zuhause angekommen hat diese kleine Zuversicht meinen Moment
erschaffen, der für mich die entscheidende Veränderung eingeleitet hat.

Ich stand tränenüberströmt vor dem Spiegel, starrte mich an und habe mich selbst angeschrien: Hinter mir tropfte der Wasserhahn monoton, und meine Hände klammerten sich an das Waschbecken, als ob es mich halten könnte. „Okay. Ich hab es ja verstanden. Mein Drehbuch wurde jetzt umgeschrieben. Ab jetzt habe ich eine neue Rolle in meinem Leben. Nein, wollte ich nicht. Absolut nicht. Aber ja, ich kann es nicht ändern. Ist ja angekommen bei mir." Eine kurze Pause. Ich atmete tief ein. „Angenommen. Ich nehme es an.
Verstanden. Aber hey Danielle, weißt Du was?
Du warst noch nie in Deinem Leben so richtig und so wichtig und zum richtigen Zeitpunkt am richtigen Ort. Noch nie. Und Du hast jetzt die Möglichkeit, den größten, wichtigsten, ehrenwertesten und besten Job Deines Lebens zu machen. Und weißt Du warum? Weil Du es kannst. Und wenn Du ihn bis zum Ende begleitest, ist das das Wertvollste, was Du für einen Menschen zu tun vermagst. Für Mike." Ich schreibe mein Leben lang schon Tagebuch, und wenn ich jetzt nachblättere, lese ich, dass ich Folgendes geschrieben habe:

Ich bekomme gerade das Geschenk meines Lebens.
Ich wusste damals nicht genau, wie ich es tatsächlich meine. Heute kann ich rückblickend sagen: Ich hatte recht. In einer Form, wie ich es mir nie hätte vorstellen können.

Ich habe einen **Podcast** ins Leben gerufen.
Der Titel: **Die Magie der Perspektive.**

Darin erzähle ich Folge für Folge von unserer berührenden und inspirierenden Reise. Was geschah, wie und wann, wie habe ich gefühlt, was waren meine Gedanken, wie konnte ich diese Energie entwickeln? Echt, authentisch und direkt aus dem Leben. Unverhohlen und ungeschönt. Dieser Podcast kann vor allem Dich inspirieren, denn oft kann es schön sein, über die Erfahrungen anderer zu hören. In den ersten Folgen erzähle ich voller Emotionen über das, was ich Dir hier in den ersten Kapiteln berichte. Hör doch mal rein, wenn Dir danach ist. Wenn nichts mehr selbstverständlich ist, wird alles unendlich wertvoll.
Die Prioritäten ändern sich, und sehr viele Dinge, die vor Deinem Einschnitt in Dein Leben noch wichtig waren, verlieren ihren Stellenwert. Nun werden die Dinge, die im Leben wirklich zählen, sichtbar:

Gesundheit und Liebe stehen über allem.

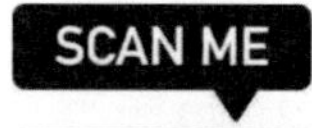

Anstatt zu hadern und zu verharren, habe ich durch den Wechsel meiner Perspektive Leidenschaft und nicht gekannte Energie entwickelt. Gedanken wie: „Hilfe, wie soll ich diese Bürde und Belastung tragen können?", verschwanden zunehmend. Sie wurden ersetzt durch: „Ich bin wertvoll und kann das Beste tun, was ich zu tun vermag: ihm ein schönes Leben bereiten." Anstatt Verzweiflung, Ohnmacht, Trauer und Hilflosigkeit habe ich mich darauf konzentriert, was ich nun für Mike tun kann. Ich habe ihm versprochen, zu bleiben. Hätte es geholfen, wäre ich für ihn um die Welt gelaufen. Angehörige trifft der Befund Krebs nicht unmittelbar körperlich, aber ich beleuchte meine Rolle so genau, weil ich auch die Menschen in Deinem Umfeld erreichen möchte.

Wenn Krebs in Deinem Befund steht, wird Dir die Möglichkeit gegeben, mit Psycho-Onkologen zu sprechen. So war es auch bei uns. Mike und ich saßen nebeneinander in seinem Krankenzimmer auf dem Bett, die beiden Psycho-Onkologinnen vor uns. Auf die Frage, wie es ihm geht, erzählte er ruhig und entspannt, wie es nun weitergehen würde. „Alles Schritt für Schritt. Natürlich ist es jetzt erst einmal ein Schock, aber sie neben mir hat gesagt, sie bleibt. Ich kann es noch gar nicht glauben. Was habe ich für ein Glück!

Jetzt möchte ich erst einmal raus aus dem Krankenhaus, wieder zunehmen, damit ich die Chemo dann gut vertragen kann. Klar, der Anfang wird schwer, aber ich bin Sportler und weiß deshalb, dass jeder Anfang schwer ist, aber dann werde ich sie Zyklus für Zyklus besser vertragen. Wie gesagt, alles Schritt für Schritt. Und im Sommer ist es dann vorbei, und hey, es wird dann diesen Moment geben.... Ich sehe mich schon an diesem Strand   sitzen, weiß genau, wo das sein wird und wie ich mich da fühle... wo ich dann weiß, dass alles vorbei und wieder gut ist. Ich habe es geschafft. Ja, das spüre ich jetzt." Dabei lächelte Mike und hielt meine Hand. Die Psycho-Onkologinnen waren sprachlos, haben es so stehen lassen und haben sein Lächeln einfach nur erwidert. In dieser Podcast

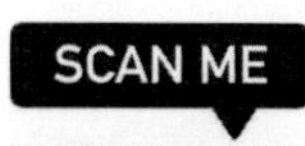

Folge erzähle ich ausführlich über diese Situation.

Der Fachausdruck für das, was er intuitiv getan hat, heißt *Affirmation*. In meinem Podcast gibt es genau zu diesem Thema eine Folge:

Die Vorstellung von Bildern und Situationen, als wären sie *bereits eingetreten*.

Sich genau hineinzufühlen. Es sich ausmalen, als wäre es schon Deine Realität.

Diese Art von Glauben versetzt die sprichwörtlichen Berge. Für Mike begann es mit dem Moment, als er sich vorstelle, wie es sein wird, am Strand zu sitzen und auf das Meer zu blicken. Diese Vision gab ihm eine Kraft, die ich vorher nie bei ihm gesehen hatte. Sie trug ihn durch die härtesten Tage der Chemotherapie und schenkte ihm eine Hoffnung, die größer war als jede Prognose.

4. DU BIST WEDER EINE STATISTIK, NOCH EINE PROGNOSE

Mike und ich wünschen Dir von Herzen, dass Du Ärzte an Deiner Seite hast, die auf Dich und Deine Bedürfnisse eingehen. Ein Gespräch, bei dem der Arzt Dich ansieht, in verständlicher Sprache erklärt, was vor Dir liegt, und dabei immer Raum für Deine Fragen lässt, kann so viel bewirken. Es ist dieser Moment, in dem Du fühlst, dass Deine Sorgen gehört und ernst genommen werden. Dass Du auf Menschen in weißen Kitteln triffst, die mit Dir auf Augenhöhe sprechen und die richtige Balance zwischen Wahrheit und Empathie finden. Mögen sie Worte finden, die Du verstehen kannst. Wir mussten am eigenen Leib erfahren, dass das wohl nicht die Regel ist. Auch mit uns wurde hart kommuniziert. Nackte Fakten lagen auf dem Tisch, oft verklausuliert in medizinischem Fachjargon.

Es gab kein Wort, das Mut hätte machen können. Den Ärzten fehlte schlichtweg die Zeit und die persönliche Kapazität, um mit uns der Situation entsprechend umzugehen. Je größer die Klinik, desto mehr Patienten haben sie zu betreuen. Desto mehr Struktur wurde etabliert, um einen geregelten Ablauf zu gewährleisten. Das hat zur Folge, dass jeder Patient wenig Raum und Zeit einnehmen kann und darf. Es gibt natürlich von Haus zu Haus große Unterschiede. Wir haben es erst sehr grausam erlebt, in der Nachsorge ist – bis heute – zum Glück das Gegenteil der Fall. Es gibt sie, diese tollen Ärzte voller Empathie. Das pflegende medizinische Personal war immer rührend liebevoll, da hatten wir Beide das Gefühl, als Menschen gesehen zu werden. Nur zählt nun mal die Aussage des Arztes.
Da waren wir ein Fall von vielen. In unserer Wahrnehmung eine Nummer. Das ist erschütternd, schmerzvoll und macht wütend.
Denn bei Dir geht es um Dich, Deine Gesundheit, Dein Leben. Für den Arzt bist Du die Diagnose. Sie haben eine ganz andere *Perspektive* als Du. Es ist ihr Beruf, sich müssen auf der fachlichen Ebene bleiben, sie können und dürfen sich nicht persönlich involvieren lassen. Stell Dir mal vor, das würde auch kein Arzt aushalten können, wenn er mit jedem Patienten Mitgefühl hätte.

Dennoch ist es der hoch ausgebildeten Ärzteschaft oft nicht bewusst, welch eine Macht ihre Worte besitzen. Ich erinnere mich noch genau an einen Arzt, der sagte: "In den meisten Fällen bleibt nicht viel Zeit." Diese Worte hallten nach, wie ein unausweichliches Urteil, und es brauchte viel Kraft, sie nicht zu unserer Wahrheit werden zu lassen.
Der Zustand, in dem Du Dich befindest, wenn mit Dir über Deine Gesundheit gesprochen wird, ist annähernd hypnotisch. Wenn Du Dir dessen nicht gewahr bist, können sich die Aussagen der Ärzte bei Dir regelrecht einbrennen. Diese Sätze werden in Deinem Unterbewusstsein fest verankert.
Hier möchte ich Dich eindringlich gegen das impfen, was auf Dich einprasselt. Bevor Mike und ich zur Besprechung des Ablaufs der anstehenden Chemotherapie das Arztzimmer betreten haben, haben wir uns fest versprochen, dass wir nicht an uns heranlassen, welche Nebenwirkungen eintreten könnten. Er ging mit folgendem festen Vorsatz in das Gespräch: „Es wird, kann und muss bei mir nicht so eintreten, es muss und wird mich nicht betreffen." Das war seine wirksame und selbsterfüllende Prophezeiung.
Er hat weitgehend recht behalten.
Wir wollten nichts über Statistiken und Prognosen hören.

Denn das ist *niemand*.
Weder Du noch Mike.
Du bist ein Individuum, und es kann bei Dir – genauso wie bei Mike – ganz anders verlaufen als vorausgesagt. Ärzte sind nicht allwissend, sie haben nur ihre nackten Zahlen zur Hand.

Und wie oft haben sie sich schon geirrt, und Menschen sind so viel älter geworden, als ihnen prophezeit wurde?
Ich äußere es als Bitte an Dich, denn davon hängt Deine unmittelbare Zukunft ab: Bitte lass es nicht zu nah an Dich heran, was ein Arzt zu Dir über ein mögliches Zukunftsszenario sagt. Vielleicht hilft es Dir, vor einem Gespräch eine kleine innere Distanz aufzubauen, indem Du Dir selbst sagst: "Das ist nur eine mögliche Perspektive, nicht meine unumstößliche Wahrheit." Und vor allem lass Dich bitte nicht beeindrucken, wie er mit Dir kommuniziert. Versuche, Dich da abzugrenzen, auch wenn es schwer fällt. Gib der Person im weißen Kittel nicht allzu viel Macht über Dich!Nur *Du alleine entscheidest.* Ich habe einmal einen Satz gehört, der so wahr wie einfach ist:
„Ich gebe doch mein Leben nicht Jemandem in die Hände, von dem ich nicht einmal weiß, was er gefrühstückt hat."

Mike, Du, ich... jeder hat das Recht, selbst zu entscheiden, mit welcher Behandlung man einverstanden ist. Du darfst und sollst ehrlich zu Dir selbst sein, wie es Dir mit ihr geht. Jeder Körper ist einzigartig, jeder Organismus reagiert anders, und genau so individuell sind auch die Wirkungen und Nebenwirkungen.

Unsere heutige Medizin hat immer *mehr* als nur ein Medikament oder eine Art der Therapie. Es gibt immer Alternativen.

Verstehe es tatsächlich als Appell: Du hast nicht nur das gute Recht, Deine Wünsche und Bedürfnisse zu äußern, es ist sogar Deine *Pflicht*.

Ich erinnere mich an eine Freundin, die ihrem Arzt klar sagte, dass sie eine alternative Therapiemethode ausprobieren möchte, obwohl die Standardmethode bevorzugt wurde. Ihr Mut, ihre Wünsche auszusprechen, führte dazu, dass der Arzt sich eingehend mit ihrer Idee beschäftigte und sie schließlich unterstützte. Das Ergebnis war eine für sie individuell angepasste Behandlung, mit der sie sich wohlfühlte und die erfolgreich war. Denn nur anhand dieser Informationen können die Mediziner auch gebührend auf Dich eingehen. Auf diese Weise sind sie in der Lage, Dir die für Dich beste Therapie angedeihen zu lassen.

5. NEGATIVE BILDER MACHEN ANGST

Mike hatte sich eben nicht leiden und zugrunde gehen sehen. Stattdessen war seine Haltung geprägt von einer stillen Entschlossenheit und einem klaren Fokus darauf, was er in seiner Situation kontrollieren konnte.

Er hatte nicht vor Augen, wie fürchterlich es womöglich werden könnte. Sein Bild war positiv.

Er hatte sich von allen möglichen Szenarien das Beste ausgewählt. An diesem hat er sich festgehalten. Es gibt immer die Möglichkeit, vom Schlimmsten auszugehen, um dann vorbereitet zu sein. So beschreibt man landläufig Pessimismus. Das Gegenteil davon, der Optimist, blendet negative Verläufe und Zukunftsvisionen aus und handelt oft unvernünftig. Mike hingegen hat sich auf seine unmittelbare Zukunft konzentriert, auf das, was er konkret tun kann. Tag für Tag. Auf die kleinen, womöglich banalen Dinge Wert gelegt, wie ausreichend zu essen und sich, obwohl er noch im Krankenhaus lag, jeden Tag zu bewegen. Und seien es nur kleine Schritte. Das war sein Fokus. Das war sein Handlungsspielraum. Ohne Todesangst. Wenn sie aufkam, hat er sich wieder auf das Unmittelbare konzentriert.

Das Leben im Moment. Kleine Ziele wie zum Beispiel seine Vorfreude auf meine Besuche oder dass ihm nach und nach weniger übel war und die Schmerzen nach der OP vergingen

Deine Entscheidungen beeinflussen Deine Zukunft.
Daher ist es so wichtig, welches Bild von der Zukunft Du hast. Und das hast nur Du in der Hand. Es ist Deine Entscheidung, was Du Dir ausmalst. Wenn Du an die auf Dich zukommende Zeit denkst, was stellst Du Dir vor? Wie und wo siehst Du Dich?
Warum frage ich Dich das?

Weil es darüber bestimmt, wie Du leben wirst.
Die Erklärung ist einfach. Ich will Dich ermächtigen, gestärkt durch die kommenden Herausforderungen zu gehen. Aber der Reihe nach. Beginnen wir mit Deiner Angst aufgrund der Diagnose. Das, was Du siehst, Deine Bilder im Kopf, erzeugen ganz von selbst das dazu gehörige, entsprechende Gefühl. Zum Beispiel: Wenn Du Dir vorstellst, auf einem sonnigen Balkon zu sitzen und die Wärme zu spüren, wirst Du möglicherweise Entspannung und Zufriedenheit empfinden. Ebenso kann ein düsteres Bild Angst und Anspannung hervorrufen. Und da Krebs mit der Befürchtung von Leid, Schmerz und Tod einhergeht, sind Deine Emotionen aktuell wahrscheinlich sehr negativ.
Diese Gefühle übersetzen sich ohne Dein Zutun in Deine *Gedanken*. Hast Du Angst, hast Du genau diese verstörenden, unsicheren oder gar schmerzvollen Gedanken. Und diese negativen Gedanken lösen wiederum negative Gefühle aus. Sie verstärken sich gegenseitig, was Dir Deine Zukunft noch dunkler erscheinen lässt.
Es gibt kein Gefühl ohne den entsprechenden Gedanken und keinen Gedanken ohne das entsprechende Gefühl.
Siehst Du Dich eingeschränkt, krank, dem normalen Leben entrissen oder leidend, kann Dein Körper nur mit Angst, Schmerz und Hoffnungslosigkeit reagieren.

Und es geht noch weiter, noch viel tiefer und umfassender: Jeder Deiner Gedanken und jedes Gefühl finden *in* Dir statt. In Deinem eigenen Kopf, und der ist bekanntlich nicht abgekoppelt vom Rest Deines Körpers. Wir alle können nur denken und fühlen anhand von sogenannten Neurotransmittern und Hormonen. Das sind die Botenstoffe, durch die unser Organismus unter anderem kommuniziert. Du kannst sie Dir wie kleine Datenpakete vorstellen, durch die Informationen ausgetauscht werden: wie es Dir gerade geht, was zu tun ist, wie Du reagieren kannst oder sollst, wie Du Dich dabei fühlst und so weiter.

Zum Beispiel: Wenn Du Dich an ein schönes Erlebnis erinnerst, sendet Dein Gehirn diese positiven Datenpakete aus, die Freude und Entspannung in Deinem gesamten Körper auslösen. Die elementare Botschaft ist: Alles in Dir, Du in Summe, reagierst auf die Botenstoffe, die Du anhand Deiner Gedanken und Gefühle produzierst. Das ist eine grundlegende Funktion jedes Lebewesens, das nicht an- oder abschaltbar ist. Sie rasen zu jeder Sekunde durch Dein Blut, gelangen zu jedem Deiner Organe, in jeden Winkel, in jede Deiner 50 Billionen Zellen. Diese Zahl ist korrekt. Ja, es sei auch bereits hier angemerkt: Du bist ein Wunder. Dein Körper ist nichts weniger als ein atemberaubendes Wunder. Wir können nur versuchen, es immer besser und tiefer zu verstehen. Das Staunen über unsere, Deine Fähigkeiten, wird wohl nie ganz aufhören.

Ein konkretes und in Deiner aktuellen Situation wahrscheinliches, einfaches Beispiel: Stell Dir vor, Du bist im Wartezimmer und hörst eine Diagnose. Statt Dich in die schlimmsten Szenarien hineinzudenken, könntest Du Dir ein Bild davon machen, wie Du gestärkt aus dieser Situation hervorgehen wirst. Genau das kann Deine Haltung positiv beeinflussen. Hast Du Angst oder fühlst Dich gar gelähmt vor Furcht, wirst Du mit den Hormonen geflutet, die Dich so fühlen, denken und reagieren lassen. Du bist sicherlich schon öfter in Deinem Leben erschrocken oder hattest Angst vor irgendetwas. Ja klar, das kennst Du. Und was geschieht dann mit Dir? Dein Puls geht augenblicklich in die Höhe, vielleicht rast Dein Herz, Du atmest schneller, Deine Hände werden feucht und kalt. Für diese körperlichen Reaktionen schüttest Du unter anderem das Hormon Adrenalin aus. Das geschieht in Deiner jetzigen, angstbesetzten Situation vermehrt. Dieser, an dieser Stelle oberflächlich erklärte Mechanismus, existiert bereits so lange es uns Menschen gibt.

Ist der Mensch in Gefahr, so wie Du Dich gerade fühlen wirst, gibt es drei verschiedene Reflexe. Das ist angeboren und von Mensch zu Mensch unterschiedlich. In der Fachsprache heißt das: Fight, Flight or Freeze Reflex und ist ein Relikt aus der Steinzeit. Das bedeutet, dass man entweder mit Kampf, Flucht oder sich Totstellen reagiert.

Du bist in einer bedrohlichen Lage, damals waren es wilde Tiere wie der berühmte Säbelzahntiger, heute sind die Gefahren andere, aber dieses Verhalten ist nach wie vor fest in uns Lebewesen verdrahtet. Egal, wie das bei Dir ist, Du bist dabei immer in einer Ausnahmesituation, was für Deinen Körper unheimlich anstrengend ist. Du machst Dich bereit zum Kämpfen, willst fliehen oder Dich unsichtbar machen. Auch sehr schön in der Tierwelt zu beobachten. Du verbrauchst sehr viel Energie,

Dein Körper denkt, es geht um Dein Überleben, und will Dir alles, was er aufwarten kann, zur Verfügung stellen. Ein genialer Mechanismus, doch die Bedrohung ist jetzt anderer Natur als vor Jahrtausenden, als er sich entwickelt hatte, und er verursacht in Deinem Körper Stress.
So richtig Stress.
Das hast Du sicherlich schon oft gehört oder am eigenen Leib gespürt: negativer Stress ist nicht nur unangenehm. Er hat nicht nur Auswirkungen auf Dein Befinden, Deine Nerven, Deinen Alltag, Deinen Schlaf, Dein Gemüt, Deine gesamte Gesundheit, sondern ist auf Dauer tatsächlich Gift. Da immer die Dosis das Gift macht, kann der Mensch im Allgemeinen gut damit umgehen, doch nur wenn es nicht zu lange dauert oder zu intensiv ist. Verständlicherweise ist das Gefühl von Stress bei Dir jetzt auf Anschlag. Genau jetzt, wo Dein Körper alle Ressourcen braucht, um zu reparieren, kann es sein, dass Du in Deinen Vorstellungen und Zukunftsängsten verharrst. Doch dadurch *schwächst* Du Deinen Körper zusätzlich.
Dennoch kein Grund, sich hilflos zu fühlen. Ganz im Gegenteil. Denn Dein Körper ist in beide Richtungen *genial*.
Es ist kein Grund, sich hilflos zu fühlen.
Nun kommen wir zur positiven Wirkweise, die Dich ermächtigt, Deinen Weg zu meistern.

MIKES ENTSCHEIDENDER SCHLÜSSEL FÜR SEINEN HEILSAMEN UMGANG MIT KREBS

Wie beschrieben bedingen sich Gedanken und Gefühle gegenseitig. Sie werden ausgelöst durch Bilder und Vorstellungen. Natürlich auch durch Situationen, doch erst *wie ich* sie sehe, welches *Bild* ich mir davon mache, entscheidet über meine Bewertung: Ist das gerade schlimm für mich oder kann ich es gut handhaben? Vielleicht ist es nicht gar nicht nur schlecht.

Es gibt immer mehrere Möglichkeiten, aus welcher Perspektive Du die Lage betrachtest, auf welche Aspekte Du Dein Augenmerk legst.
Das entscheidest nur Du und hast damit selbst in der Hand, wie es damit geht.
So kann die gleiche Begebenheit für Dich gleichermaßen ärgerlich, wichtig, sehr wichtig, irrelevant oder gar zum Schmunzeln sein. Das hängt von Dir ab und ist von Mensch zu Mensch selbstredend sehr unterschiedlich.

Jeder von uns ist einzigartig: geprägt durch seine Charakterzüge, Erfahrungen, Lebensereignisse, sein Umfeld und so weiter. Auch Deine Tagesform lässt Dich Dinge mal eher in die eine oder in die andere Richtung bewerten.

Das ist völlig normal und gut so.

Nun kannst Du Dich auf das freuen, was ich Dir an die Hand gebe: Ich habe ausgeführt, was in Dir geschieht, wenn Du Dich bildlich und bereits gefühlt als krank und leidend siehst: Du empfindest Angst, und diese fürchterliche Ohnmacht steigt in Dir hoch. Dein Körper leidet zusätzlich.

Fazit:

Ein negatives Bild über die Zukunft macht Angst.

Angst raubt Hoffnung. Sie lähmt Dich. Der daraus resultierende Stress schwächt Dich zusätzlich.

Die Bilder in Deinem Kopf erzeugst Du.

Du alleine.

Jede Situation kann von Dir unterschiedlich wahrgenommen werden: *Dein Befinden hängt von Deiner Bewertung ab.*

Nun gilt es, genau das umzukehren.

6. POSITIVE BILDER STÄRKEN

Es gab für Mike nie die Option aufzugeben. Er war nicht in der Diagnose gefangen und somit gelähmt. Zum Beispiel setzte er sich das Ziel, täglich kleine Spaziergänge zu machen, selbst wenn es nur wenige Schritte waren.

Diese bewussten Handlungen gaben ihm das Gefühl, aktiv zu sein und die Kontrolle über seinen Alltag zu behalten. Mike hat in kleinen Etappen gedacht. Kleine Erfolge gaben ihm Zuversicht und Motivation. Somit hat er sich Erfolgserlebnisse geschaffen und blieb handlungsfähig. Nichts anderes als bei kleinen Kindern, für die es für die gesamte Entwicklung so wichtig ist, dass sie spüren, dass sie selbstwirksam sind. Diese kleinen glücklichen Augen, wenn sie etwas tun und im Anschluss erfolgt das gewünschte Resultat.

19

Es ist für uns Menschen ein gefühltes Grundbedürfnis, dass wir auf uns und unsere Umwelt Einfluss nehmen können.

Du kannst immer etwas für Dich und Deine Situation positiv bewirken.

Sein Fokus lag auf den Dingen, auf die er sich freut.

Wir haben Pläne geschmiedet, Urlaubsreisen vor Beginn der
Chemotherapie geplant und es uns ausgemalt, wie schön es werden wird.
Mike hat sich gesund gesehen. Er hat sein Selbstbild nicht verändert. Wie
bereits beschrieben, gehen Bilder Hand in Hand mit den entsprechenden
Gefühlen. Zum Beispiel: Wenn Du Dir vorstellst, an einem sonnigen Strand
zu liegen, spürst Du vielleicht die Wärme auf Deiner Haut und eine innere
Ruhe. Ebenso können düstere Bilder Ängste hervorrufen, die Deinen
Körper in Alarmbereitschaft versetzen.

Denkst Du positiv, folgt Deine Gefühlswelt. Es ist für den Körper oft
unerheblich oder macht nur einen kleinen Unterschied, ob Du es
tatsächlich erlebst oder Du Dich in eine Situation nur reindenkst und -fühlst.
Erinner Dich mal an Begebenheiten, auf die Du Dich so richtig gefreut hast:
Als Kind Geburtstage oder Weihnachten. Urlaub. Ein schönes Essen. Die
ersten Treffen mit Deiner neuen Liebe.
Dir ging das Herz auf. Du hast es bereits gespürt, Dein Körper hat so
reagiert, als wäre es bereits Realität.
Hier möchte ich eine kleine Anmerkung am Rande einstreuen, die sehr
interessant ist: Sportler trainieren unter anderem anhand von Vorstellungen
von zum Beispiel bestimmten Wurftechniken und stellen sich auf
Wettkämpfe exakt mit solch positiven Bildern ein. Ein bekanntes Beispiel ist
die mentale Vorbereitung von Hochspringern, die sich vor jedem Sprung
genau vorstellen, wie sie die Latte perfekt überqueren, was nachweislich
ihre Leistung steigert. Allgemein ist bekannt, dass Gewinnen oder Verlieren
im Kopf stattfindet und nicht allein durch Muskelkraft. Der
wissenschaftlichen Untermauerung für den allseits bekannten, bereits
zitierten Ausspruch:

Der Glaube versetzt Berge.
Auch für positive Gefühle benötigt und bildet Dein Körper Neurotransmitter
und Hormone, ich nenne sie wieder allgemein Botenstoffe und Signal-
Übermittler, die genau das in Dir hervorrufen: Ruhe, Gelassenheit, Freude,
Zuversicht, Mut, Nähe, Glück und Liebe. Dein Körper kann gar nicht anders,
als auf das, was Du siehst, wie Du es bewertest und einordnest zu
reagieren.
Und auch diese Signal-Übermittler wirken auf Dich. Namentlich
hervorzuheben sind die Glückshormone: Dopamin, Serotonin, Oxytocin,
damit Du sie schon einmal gehört hast und zuordnen kannst. Sie
bestimmen all die positiven Gefühle, die Du so kennst, regulieren Deinen
Antrieb, Deine Freude, Deine Lust, Deine Liebe, Dein Geborgenheitsgefühl,
Deinen Mut.

Setze die Aufzählung doch gerne beliebig lange für Dich fort mit all den schönen Gefühlen, die Dir einfallen. Ich lade Dich dazu ein, für Dich eine *kleine praktische Übung* zu machen. Nur kurz, vielleicht 2 Minuten. Wenn Du schon einmal operiert wurdest, kannst Du Dich vielleicht daran erinnern, dass Dir der Anästhesist geraten hat, Dir während Du einschläfst, etwas wunderbar Schönes vorzustellen. Das machen er nicht ohne Grund: Wenn Du weniger Angst hast, brauchen die Ärzte weniger Narkosemittel und Du erholst Dich nach der OP meist schneller.

Dieser erstaunliche Effekt entsteht durch Deine positive Stimmung und die damit einhergehenden Glückshormone.

Für Dich zum mitmachen:
Mach Deine Augen zu, entspanne sie kurz vom Lesen und träum Dich in schöne Gefühle hinein. Die schönsten, die Du hast. Fühl Dich hinein. Vielleicht etwas Wunderschönes aus Deiner Vergangenheit oder Deinen Lieblingsort. Erinner Dich, ohne einen Mangel zu fühlen, vielleicht traurig zu sein, weil es in der jetzigen Situation vielleicht anders ist.
Stehe dabei auf, stell Dich etwas breitbeinig hin und wenn es Dir möglich ist, streck die Arme so hoch in die Luft wie es für Dich angenehm ist. Drei Mal tief durchatmen. Bis in den Bauch, so dass er sich sichtbar nach außen wölbt.
Und dann so konkret und plastisch wie nur möglich. Wo bist Du? Was passiert gerade? Was spürst Du auf der Haut? Wer ist bei Dir? Was riechst Du? Siehst Du die Sonne? Fertig? Na, konntest Du bei Dir selbst ein kleines Lächeln wahrnehmen? Du hast Dir gerade selbst nichts weniger als die beste Medizin, die es gibt, verabreicht.

Ich habe Dir eine schöne Vorlage gestaltet, die Du Dir von meiner Homepage kostenlos herunterladen kannst. Da hast Du Platz, Dir das aufzuschreiben. Dein eigener kleiner Merkzettel für schwierige Stunden, die kommen werden. Sie sind ganz normal und gehören genauso mit dazu. Denn diese Botenstoffe, auch bekannt als Glücks- und Kuschelhormone, sind regelrechte *Zauberkünstler*. Man nennt sie auch „Zell-Booster".
Es gibt nichts, was gesundheitsförderlicher ist.
Nachfolgend ein paar medizinische Fakten für Dich. Ich will Dir gerne in einem ausführlichen Gespräch mit heller Begeisterung genauer erklären, was diese Stoffe in Dir bewirken. Mike und ich bekommen heute noch Gänsehaut, wenn wir uns ausführlich darüber unterhalten.

Durch sanfte Berührungen und Streicheleinheiten werden der Botenstoff Serotonin und das „Kuschel-" oder auch „Liebeshormon" genannte Oxytocin ausgeschüttet.

Langfristig fördern diese Hormone Dein Wohlbefinden, indem sie Stress reduzieren, Vertrauen aufbauen und das Immunsystem stärken. Regelmäßige positive soziale Interaktionen und liebevolle Berührungen können Deine Lebensqualität nachhaltig verbessern. Unmittelbar verlangsamen sich Deine Atmung und Deine Herzfrequenz. Deine Anspannung läßt nach. Du fühlst Dich augenblicklich wohler.

Diese Hormone haben eine *schmerzlindernde* Wirkung auf Dich. Auf unvergleichliche Art stärken sie Dein Immunsystem. Viele unserer Medikamente sind darauf ausgelegt, ähnliche Wirkweisen nachzuahmen oder in Dir die Produktion genau dieser Stoffe auszulösen. Vielleicht wird Dir nun bewusst, welch *schöpferische Kraft* Du selbst besitzt. Durch positive Gedanken, kleine Freuden, Berührungen, alles, was Du gerne tust, erschaffst Du Dir die Substanzen, die Dich wie nichts anderes stärken. Du selbst, Dein eigener Körper leistet das für Dich.

Kein von außen zugeführtes Medikament tut Dir nebenwirkungsfrei so gut wie zum Beispiel Küssen. Sechs Sekunden reichen schon. Das ist doch einen Versuch wert? Mike und ich, wir haben uns gehalten. Oft hatten wir uns die halbe Nacht einfach nur im Arm. Haut an Haut, so nah wie möglich. Geschwiegen, gelacht, geweint, geredet. Wir haben uns auf den Moment konzentriert und genossen, dass es jetzt gerade so schön ist. Ruhe und wohlige Wärme. **Das war und ist seine Medizin.** Wie Du sicherlich herauslesen kannst, brenne ich für dieses Thema. Du hast all das Gesundheitsförderliche in Dir. In einer schieren Fülle, wie eine Quelle, die nie versiegt. Zum Beispiel kannst Du durch eine bewusste Morgenroutine, wie ein paar Minuten Lächeln oder dankbares Nachdenken, diese Quelle aktivieren und spüren, wie sie Deinen Tag positiv beeinflusst. Zapf sie an. Du bist derjenige, der die Macht hat. Du hast das Zepter in der Hand. Du erschaffst diese Lebenselixiere durch Deine Gedanken. Ich wiederhole noch einmal, weil es so elementar ist:

Deine Gedanken erzeugen Gefühle. Gefühle erzeugen Hormone und Botenstoffe. Wahre Kraftpakete durchströmen Deinen Körper. Genau das, was Du jetzt so dringend benötigst.

Dagegen ist Angst, die zu lange andauert, ein giftiger Energieräuber.

LÄCHLE, KÜSSE, HALTE DICH GERADE. LEGE WERT AUF DAS, WAS DU HAST UND NICHT AUF DAS, WAS DIR ZU FEHLEN SCHEINT.

Wie schier unglaublich Dein Körper ist, beschreibe ich Dir im nächsten Kapitel. Nein, er hat Dich nicht „verlassen".
Er kann Alles, wenn Du ihn dabei unterstützt.

7. DEIN KÖRPER IST EIN WUNDER

Lese und staune. Wenn Du möchtest, berühre dabei vielleicht mit einer Hand Dein Herz. Denn es hat es verdient. Wusstest Du, dass Dein Herz ohne Unterbrechung mehr als 100.000 Mal am Tag schlägt? Und das, ohne dass Du auch nur einmal darüber nachdenken müsstest. Jährlich sind das an die 40 Millionen Herzschläge. In einem Leben von 70 - 80 Jahren summiert sich das auf etwa 3 Milliarden. Und das automatisch, ohne dass es von Dir gereinigt oder gewartet werden muss. Ich habe mir bis vor einigen Jahren auch keine Gedanken darüber gemacht, wie viel Blut mein Herz durch mich hindurchpumpt.
Mit jedem Herzschlag sind es zwischen 5 und 6 Liter. Das macht in Summe also um die 300 Liter pro Stunde, die durch Dein verzweigtes System aus Adern und Venen fließen. Halte ich ein paar Herzschläge inne und werde mir dieser Leistung bewußt, bin ich fasziniert und fühle ich mich mit jedem Schlag kräftiger.
Die nächste unvorstellbare Zahl: Dieses System ist mehr als 96.000 km lang, also man könnte es 2x um die Erde wickeln. Und ich mache noch weiter: Eingeatmet? In dieser Sekunde hast Du 3 Millionen rote Blutkörperchen verloren, die augenblicklich bereits wieder ersetzt wurden. Und so geht es Dein ganzes Leben lang.
Diese Aufzählung unbegreiflicher Wunder unseres Körpers ließe sich beliebig lange fortführen. Dafür reicht kein Ratgeber, da bräuchte es ganze Bibliotheken. Und stündlich kommen neue Erkenntnisse hinzu.

Das Staunen hört nicht auf. Dein Körper besitzt eine Intelligenz, die stärker ist als unser Verstand. Zum Beispiel erkennt Dein Immunsystem eigenständig schädliche Eindringlinge wie Viren und Bakterien und bekämpft sie effizient, oft ohne dass Du es bemerkst. Eine Zahl liefere ich Dir noch, die mir immer wieder Schauer über den Rücken laufen lässt: Nun ist wieder eine Sekunde vergangen und in dieser sind in jeder einzelnen Deiner Zellen ungefähr 100.000 chemische Reaktionen abgelaufen. In 1 Sekunde. Wenn Du das jetzt mit den 50 Billionen Deiner Körperzellen multiplizierst… Das sind viele, sehr viele Nullen.

10 Millionen Deiner Zellen gehen in jeder Sekunde kaputt und werden im gleichen Augenblick ersetzt. Du reparierst ununterbrochen.
Deine 50 Billionen Zellen kommunizieren miteinander, man sagt in Lichtgeschwindigkeit.

Du bist ein gigantisches Wunderwerk.
Jede Information, die ich über diese magisch anmutenden körperlichen Leistungen, Prozesse, Zusammenschlüsse und Wechselwirkungen erhalte, sauge ich auf wie ein Schwamm. Das Wissen um diese Fähigkeit erfüllt mich immer wieder mit tiefer Dankbarkeit. Dieses Wissen macht das Leben noch wertvoller. Somit auch gefühlt *mich selbst*. Ich liebe es, darüber zu berichten, das treffendere Wort ist wohl Schwärmerei.

Doch dieses Wunder ist nicht unantastbar.

Du bist nicht gesund. In Dir sind bösartige Zellen gewachsen, aber das bedeutet nicht, dass die Hoffnung verloren ist. Dein Körper ist ein Wunderwerk, das mit der richtigen Unterstützung beeindruckende Regenerationskräfte entfalten kann.
Ein Beispiel dafür ist die Heilung von Knochenbrüchen. Mit der richtigen Stabilisierung und Ruhe kann der Körper innerhalb weniger Wochen neues Gewebe bilden, das oft genauso stark ist wie zuvor.
Dafür gibt es nicht die eine Erklärung, meist ist es eine Mischung aus mehreren Faktoren, die zusammenspielen.

Ein Verständnis darüber, warum und wie etwas entsteht, und sei es auch nur grob, hilft uns Menschen, besser damit umgehen zu können.
Wir müssen uns die Zusammenhänge, die Welt, erklären können. Das verschafft uns ein Gefühl von Sicherheit. Deshalb beschreibe ich Dir im nächsten Kapitel, dass Krankheit langsam entsteht. Tumore wachsen *nicht* über Nacht.

8. KRANKHEIT ENTSTEHT LANGSAM

Nicht nur Dein Körper – sondern jeder lebende Organismus – ist ein wahres Wunderwerk: leistungsfähig, anpassungsfähig, ausdauernd. Er kann leisten, funktionieren und erstaunlich viel aushalten. Er ist immer für Dich da und kann unglaublich viel kompensieren und wegstecken.

Auch das ist ein Wunder. Er setzt zu jeder Sekunde alles, was er hat, daran, sein Gleichgewicht aufrechtzuerhalten.
Er strebt nach Gesundheit.
Und das immer. Er repariert, regeneriert, heilt kleinere und größere Verletzungen.

Ein treffender Vergleich stammt von Dr. med. Eckart von Hirschhausen. In einer seiner Shows hat er mal so treffend gesagt:
Hatten Sie schon mal einen Kratzer im Autolack? Der war drin. Nur mit Aufwand und Geld zu kaschieren oder zu beseitigen. Und so einen Kratzer hatten Sie bestimmt auch schon mal irgendwo am Körper. Und was passiert? Man kann zusehen, wie er verschwindet.
Ganz von alleine.
Sie müssen nichts tun.
Körper reparieren sich selbst.

Dafür braucht er ein paar grundlegende Elemente wie Luft zum Atmen, Nahrung, Ruhe und Schlaf, aber auch Bewegung. Geschieht das eine oder andere auf eine nicht gesundheitsförderliche Weise oder ist zu wenig davon vorhanden, kann Dein Körper das lange ertragen. Zu wenig Schlaf, keine Ruhephasen, Lärm, ungesunde Ernährung – und jetzt mal Hand aufs Herz: Mehr oder weniger wissen wir alle, was gesund ist und was nicht –, zu wenig Bewegung und Stress.
Körperschädliche Substanzen wie Alkohol, Nikotin oder Umweltgifte wiegen bekanntermaßen schwer, und ich erwähne sie der Vollständigkeit halber.
Wie in Kapitel 3 beschrieben, entsteht gesundheitsschädlicher Stress auch durch Deine Gedanken- und Gefühlswelt. Viele Krebspatienten berichten von wiederkehrenden Belastungen in ihrem Leben. Zum Beispiel kristallisieren sich sehr hohe Ansprüche an sich selbst oder ungelöste Konflikte im sozialen Umfeld als enorme Energiekiller heraus.
Unzufriedenheit, Verbissenheit und Zynismus können nachweislich Krankheiten befeuern.

Niemand von uns kann von heute auf morgen sein Leben komplett ändern, aber nun gilt es für Dich, Dir die verschiedenen Bereiche näher zu betrachten. Einer dieser Faktoren oder die Mischung aus allem, mehr oder weniger ausgeprägt, kennt jeder von uns. Der menschliche Körper kann mit Stress und Mangelzuständen erstaunlich gut umgehen. Vor allem erstaunlich lange, was ich an mir selbst erleben musste: Ich war aufgrund einer Essstörung jahrzehntelang unterernährt und aufgrund dessen mit Stresshormonen nur so vollgepumpt. Selbst das konnte er in meinem Fall überleben.

Aber nicht nur Mangel, sondern auch ein Zuviel oder das sogenannte falsche Essen, wie etwa viel Junk Food, erträgt der Mensch sehr lange.

Als ehemals Magersüchtige weiß ich alles über gesunde und ungesunde Ernährung, Zusammensetzungen, Nährwerte, Vitamine, Mineralien, Sinn und Unsinn von Diäten, Stoffwechsel und allem, was mit diesem großen Feld verbunden ist. Das Thema Ernährung ist riesig. Fast täglich gibt es neue Ratschläge, Empfehlungen oder Warnungen, was zu tun oder zu lassen sei. Aus diesen Gründen belasse ich es hier an dieser Stelle dabei.

Wenn Du Dich fernab von Marketingtricks und reißerischen Heilsversprechen informieren möchtest, melde Dich bei mir. Ich gebe mein Wissen und meine Erfahrung gerne weiter. Der Satz ist alt und abgedroschen, aber deswegen nicht weniger wahr: *Du bist, was Du isst –* dieser alte Spruch trifft heute mehr denn je zu.

Wir Menschen sind dafür gebaut und designed, um uns zu bewegen. Das kommt in unserer heutigen Gesellschaft zu kurz. Wir sitzen viel – zu viel. Büroarbeit, Auto, Fernseher...

Andere wiederum verlangen zu viel von sich ab, trimmen sich auf höher, schneller, weiter und überfordern damit ihren Körper. Das Mittelmaß scheint an mancher Stelle verloren zu gehen.

Ein gewisses Fitness-Level und körperliche Flexibilität halten nachweislich nicht nur jung, sondern auch gesund. Das hat Mike berücksichtigt. Wie, wann und wo er was getan hat, darauf gehe ich in einem kommenden Kapitel explizit ein.

Im Laufe Deines Tages verbrauchst Du Energie. Wie das so ist, wenn etwas benutzt wird, fallen Abbauprodukte an, und es geht dabei auch immer etwas kaputt. Das Geniale ist ja, wie in Kapitel 6 beschrieben, dass Dein Körper regenerieren, reparieren und Verbrauchtes durch Neues ersetzen kann. Doch dazu braucht er Ruhe. Und ausreichend Schlaf.

Du hast zwei Systeme in Deinem Körper: Das eine sorgt dafür, dass Dir Energie bereitgestellt wird, damit Du aktiv und fit sein kannst. Sein Name ist Sympathikus. Ich zum Beispiel bin jetzt während des Schreibens im Sympathikus, weil ich mich konzentriere, hellwach und voller Energie bin. Doch alles braucht einen Gegenspieler, um die Balance aufrechtzuerhalten. Gäbe es keine Nacht, würden wir den Tag nicht spüren, keine Helligkeit ohne Dunkelheit, kein Schatten ohne Licht.

Es ist nur in Summe ganz.

Der körperliche Gegenspieler heißt Parasympathikus. Wenn Du entspannt bist, zur Ruhe kommst, ist er aktiv. Das beschreibe ich hier an dieser Stelle, denn jetzt folgt ein wichtiger Punkt: Nur im Parasympathikus kann der Körper regenerieren, reparieren, ersetzen, wieder aufbauen und heilen. Als gut verständliches Beispiel führe ich hier den Muskelaufbau an: Nur in Ruhe, in einer Regenerationsphase, vor allem über Nacht, wenn Du Deine Muskeln nicht mehr beanspruchst, bauen sie sich auf und wachsen. Also erst nach Deinem Training. Jeder Profisportler weiß und spürt, wie wichtig das ist. Sonst steigt das Krankheits- und Verletzungsrisiko. Der Körper konnte durch zu wenig Pause nicht gut genug kompensieren. Er wird krank.

So geht es auch Dir. Hast Du zu wenig Schlaf, immer viel um die Ohren und wenig bis keine Ruhe, hat Dein Körper nicht ausreichend Zeit, um gesund zu bleiben. In Deinem Fall gesund zu werden. Er hat die Kapazität, körpereigene Reparaturprozesse in Gang zu setzen. Wie viel, entscheidest tatsächlich Du mit Deinem Aktivitätslevel.
Ich erzähle von Mike, stellvertretend für so viele Menschen, denen es ähnlich geht. Fühlst Du Dich auch ab und an wie in einem Hamsterrad? Läufst Du noch selbst, oder wirst Du schon gelaufen? Er war mittendrin, gefangen im Strudel des ständigen Müssens.

9. HAMSTERRAD

Mike war ein unermüdlich arbeitender Mensch. Er hat sich immer gefordert – und hatte Erfolg damit: Alles, was ihm abverlangt wurde, meisterte er mit Bravour. Dabei hörte er nie in sich hinein, ob es ihm dabei noch gut ging.
Vielleicht kommt Dir das bekannt vor?

Ein Streben nach Perfektion. Selbst gesteckte Ziele zu erreichen, gibt ja auch ein gutes Gefühl, aber es kann ebenso zur Belastung werden.
Sein Körper hat immer funktioniert. Es gab keinen Grund, Rücksicht zu nehmen, denn er war stets parat und reagierte, wie Mike es wollte. Sport war für ihn eine große Liebe und ein zentraler Bestandteil seines Lebens: von Fußball, Tennis und Squash bis hin zu Surfen, Karate, Triathlon und Fitnessstudio. Mikes Leistungsfähigkeit war für ihn immer abrufbar, und er nutzte das natürlich aus.
Er überschritt Belastungsgrenzen, ignorierte Schlafmangel und aß, was ihm gerade in die Finger kam.

Da er von Natur aus schlank war, dachte er nie über seine Ernährung nach. Sie war immer regelmäßig: große Portionen – klassische familiäre Hausmannskost –, mittags Kantinenessen und eine Menge Schokolade. Egal, was er vorhatte, sein Körper streikte nie so sehr, dass er aufmerksam geworden wäre.
An zwei erste Warnsignale kann er sich im Nachhinein erinnern: Sodbrennen und ein Schwächeanfall beim Biken, begleitet von einem Gefühl der Enge im Brustraum. Nachfolgende Untersuchungen ergaben keine Diagnose.
Auch er dachte, das sei normal, gehöre einfach zum Leben dazu: jeden Morgen um 6:00 Uhr aufzustehen, oft nach zu wenig Schlaf (6 bis 8 Stunden gelten üblicherweise als notwendig), um dann Vollgas zu arbeiten. Denn 100 % waren nicht genug – es sollten schon 150 % sein.
Außerdem fühlte er sich nicht nur für seinen Arbeitsbereich verantwortlich, sondern auch für das Team und ab und zu sogar für einen ganzen Konzern. Das mag ehrenwert sein, ist jedoch kaum zu bewältigen. Immer in Zeitnot, immer im Stress, immer in Hektik.
Der Mensch hat eine besondere Gabe: sich auf fast alles einstellen zu können. Jeder von uns kann sich nach und nach an beinahe jede Belastung gewöhnen. Was evolutionär ein Vorteil ist, kann jedoch dazu führen, dass wir nicht mehr hinterfragen, wie es uns tatsächlich geht. Ob es nicht zu viel ist, was wir Tag für Tag erleben, erledigen und leisten. Und hier schließe ich uns alle mit ein.
Aber nein, das ist nicht „normal".
Es entspricht uns nicht, den ganzen Tag beschallt, gehetzt, auf- und gefordert zu werden.

Meine Leistungen

Was ich alles kann und schaffe... Tag für Tag

MEIN TAGESABLAUF

05:00

06:00

07:00

08:00

09:00

10:00

11:00

12:00

13:00

14:00

15:00

16:00

17:00

18:00

19:00

20:00

21:00

22:00

23:00

Meine Rollen

○

○

○

○

○

Meine Verantwortungen

○

○

○

○

○

Meine täglichen Aufgaben

○

○

○

○

○

Harte Arbeit allein ist nicht das Problem. Es ist die Vielzahl der unterschiedlichen Aufgaben, die wir tagein, tagaus zu erledigen haben. Ich frage Dich: Welche Rollen und Aufgaben prägen Deinen Alltag? Was hast Du den ganzen Tag zu erledigen? Welche Verantwortung trägst Du – vielleicht sogar mehrere? Wie sieht Dein Tagesablauf aus? Wie fit oder müde bist Du abends?

Nun lade ich Dich ein, diesen Ratgeber zu Deinem zu machen:
Die nächste Seite ist nur für Dich. Deine Hand, Dein Stift, Deine Zeit. Schreibe Deine Antworten auf. Das schriftliche Festhalten hilft Dir, Klarheit zu gewinnen und die Herausforderungen schwarz auf weiß vor Dir zu sehen. Oft erkennen wir erst mit Abstand, wie viel wir tatsächlich leisten. Denn wenn man mitten im Alltag steckt, sieht man den Wald vor lauter Bäumen nicht.

Diese kleine Übung soll Dir helfen, zu sehen – wirklich zu sehen –, wie viel Du leistest. Und es soll Dir bewusst machen, dass all dies eine enorme Leistung ist. Tag für Tag. Aber auch, dass es Stress ist. Und Stress kann langfristig Krankheiten auslösen.

Es ist Zeit, etwas zu ändern. Und genau diese Zeit hast Du jetzt.
Deine Krankheit gibt sie Dir – eine Zeit in einer Form, die Du so wahrscheinlich noch nicht hattest. Sie schafft Dir Raum, wenn man so sagen möchte, einen Schutzraum, um innezuhalten. Diesen Raum gewährt Dir plötzlich auch Deine Umwelt. Doch letztlich ist es Dein Körper, der Dich dazu zwingt. Er hat nachgegeben.
In ihm sind Zellen entartet. Doch wie ich auf den letzten Seiten beschrieben habe, kann er genauso wieder gesund werden, wie er krank wurde. Dein Körper war überfordert.
Deshalb konnte Dein Immunsystem nicht so gut arbeiten, wie es sollte, und war nicht ausreichend in der Lage, bösartige Zellen aufzuspüren und abzubauen. In jedem Körper existieren immer entartete Zellen – von Kindesbeinen an. Bei der unglaublichen Anzahl von 50 Billionen Zellen können „Fehler" auftauchen. Das ist völlig normal. Auch nicht weiter tragisch, da ein gesundes, nicht durch Stress überlastetes Immunsystem diese schadhaften Zellen erkennt und beseitigt.

Du kannst Deinem Körper helfen, wieder alles für Dich zu meistern. Dein Immunsystem ist Dein *Schutzschild,* das Dich bewahrt – und Du kannst es stärken. Wie genau, das sprengt den Rahmen dieses Ratgebers. Für die notwendige Ruhe kannst Du ab sofort sorgen. Jetzt geht es um Dich. **Du bist der Mittelpunkt Deiner Bemühungen**

10. NEU GEWONNENER RAUM. NUN IST DEINE ZEIT. DAS SPÄTER IST JETZT

Du bekommst durch die Diagnose ein wertvolles Geschenk: Zeit. Dieses Geschenk ist nicht in Papier gewickelt oder mit einer Schleife versehen, sondern es ist die Chance, innezuhalten und bewusst zu leben. Zeit ist das wertvollste Gut, das wir haben, und durch die Diagnose bekommst Du die Möglichkeit, sie neu zu entdecken und für Dich selbst zu nutzen.

Zeit ist das einzige Gut, das gerecht verteilt ist. Sie scheint uns alle abhanden gekommen zu sein.
Wir würden so gern mehr davon haben. Für Dinge, die uns Freude bereiten.

Wir verschieben auf später. So vieles verschieben wir „auf dann, wenn wir mal Zeit haben, später ... irgendwann". Oder noch besser: „Wenn es die Zeit mal erlaubt, machen wir es uns schön, gönnen wir uns etwas."

Nun weisst Du nicht, ob es dieses bessere Später für Dich geben wird.

DEIN SPÄTER IST JETZT. ®

Vielleicht bedeutet das, dass Du genau heute mit einer kleinen Sache beginnst, die Dir Freude bereitet, wie ein Spaziergang im Park oder das Lesen eines Buches, das Du schon lange aufgeschoben hast.
Nun hast Du sie: Zeit, die Du so in dieser Form nicht bekommen hättest. Du hättest sie Dir nicht genommen und wahrscheinlich auch nicht nehmen können. Die vielen verschiedenen Aufgaben und Rollen, die jeder von uns hat, kann man nicht einfach beiseitelegen. So denken und handeln die allermeisten von uns.
So leben wir Tag für Tag.
Jetzt ist es für Dich entschieden.
Eine Zeitenwende.
Deine neue Zeit beginnt jetzt.
Für Mike war es in der ersten Phase nicht einfach, damit umzugehen, plötzlich so viel Zeit für sich zu haben. Neu gewonnener Raum für sich, den es erst einmal galt zu füllen. Und es dauerte nur ein paar Tage, bis er es als Geschenk sehen konnte. All die Verbindlichkeiten waren eliminiert. Nun ging es nur noch um ihn und seine Tochter. Das ist das, was zählt.

Wir haben das Glück, in ein soziales System eingebettet zu sein, das es uns ermöglicht, krank sein zu können, ohne dass es uns den kompletten Lebensunterhalt kostet. Mike hat es verstanden, diesen Gewinn für sich von Anbeginn an zu nutzen. Nach der OP und während der Chemotherapie einfach mal zu ruhen und zu schlafen, wann immer er wollte. Morgens aufzustehen, wenn er ausgeschlafen hatte. Wie schön ist das denn? Endlich einmal keine fixen Termine außer Arztbesuche und Therapien.
Mike hat erst, nachdem er diese Zeit und die neuen Möglichkeiten gewonnen hatte, festgestellt, wie sehr es ihm wirklich gefehlt hatte.

Viel Druck baut sich auch deswegen ab, weil von Kranken weniger gefordert wird. Diesen Freiraum kannst und darfst Du nutzen. Nun gibt es nur noch Dich.

Es ist nicht egoistisch, für sich selbst zu sorgen. Es gibt nichts mehr zu tun, außer gut für Dich zu sorgen. Das ist die Basis für alles Weitere in Deinem Leben. Höre auf Deine Bedürfnisse, nun kannst Du danach handeln, was Dein Körper in den jeweiligen Momenten braucht.
Es ist legitim, sich unterstützen oder Tätigkeiten abnehmen zu lassen.
Es gibt nichts Schlechtes, was nicht auch etwas Gutes beinhaltet. Ein Beispiel: Viele Menschen berichten, dass sie durch eine Krise gelernt haben, ihre Prioritäten neu zu ordnen und mehr auf die wirklich wichtigen Dinge im Leben zu achten. Fehlt ein Teil im Ganzen, wird es durch etwas anderes ersetzt: Aktivität und Leistung werden durch Ruhe ersetzt. Viele Krebspatienten berichten, wie sie es schätzen und für sich zu nutzen lernen können: Die guten Tage mit den Dingen füllen, die wertvoll sind und Freude bereiten. Und sie zelebrieren es mehr denn je. Sie wissen, dass schlechten Tagen auch wieder gute folgen werden. So überstehen sie schlechte Phasen einfacher, da sie wissen, es geht vorüber. Dann kann erneut Freude ins Leben treten.
Setz Dir Ziele. Sie geben Dir Vorfreude, Kraft, Mut und Zuversicht. Zum Beispiel könntest Du Dir vornehmen, ein altes Hobby wieder aufleben zu lassen, wie das Malen oder Musizieren, oder vielleicht planst Du einen kleinen Ausflug an einen Ort, den Du immer schon besuchen wolltest. Geh voran. Stell Dir vor, wie Du ein zukünftiges, schönes Ereignis erleben wirst.
Es gibt so viele schöne Berichte über Menschen, die sich ein selbstgestecktes Ziel erreicht haben. Und das, obwohl ihre Diagnose eine andere Prognose vorausgesagt hatte. Die Hochzeit des Kindes, die Einschulung des Enkels, die Fertigstellung des Hauses, Elefanten einmal in freier Wildbahn erleben.

Vielleicht magst Du Dir etwas überlegen? Dein Ziel. Deine Vision. Es setzt nachweislich ungeahnte Kräfte frei. Du wirst die Therapie besser vertragen können. Und es ermöglicht sogenannte Wunder.

„Wer nicht an Wunder glaubt, ist kein Realist." — Ben Gurion.

Mike und ich haben **nichts** mehr aufgeschoben. Es zählte nur noch das Jetzt. Das Hier und Heute. Zwischen seiner OP und dem ersten Chemotherapie-Zyklus waren wir in Wien und in Rom. Wir legten den Fokus auf die schönen Dinge des Lebens. Das ist ein entscheidender Punkt. Der Hauptaugenmerk lag auf den positiven Dingen und tut es bis heute. Das ist ein Geschenk, das wir behalten haben. Im Kleinen wie im Großen. So viel zu genießen, wie es nur geht. Dankbarkeit in den einfachen Dingen empfinden. Es müssen keine Reisen sein, es gibt unzählig Schönes, womit man sich Gutes tun kann. Raus in die Natur. Spazieren gehen. Lieblingsmusik hören. Ein schönes Buch lesen. Was auch immer Du liebst zu tun. Genieße das, was Du hast.

10. DU HAST DIE KONTROLLE.

Wir sind gut im Fordern und Einfordern, noch besser darin, vieles als selbstverständlich anzusehen und noch mehr zu erwarten. Denk nur an den Alltag: Wie oft erwarten wir, dass der Körper funktioniert, ohne ihm bewusst etwas Gutes zu tun, sei es eine Pause, Bewegung oder gesunde Ernährung. So denken wir nicht nur unseren eigenen Körper betreffend.

Wir sehen Probleme, Mängel und Defizite und wollen Lösungen. Am besten regelt das dann schon irgendwer für uns. Die Annahme ist für viele selbstverständlich, dass es für verschiedenste Anliegen Verantwortliche gibt, die zuständig sind und meine Forderungen erfüllen. Nicht nur, wenn es um die Gesundheit geht, sondern auch in anderen Bereichen. Das haben wir uns hierzulande im Laufe der Zeit auch angewöhnen dürfen, ganz einfach, weil es möglich ist.

Doch da muss ich Dich enttäuschen, denn so ist es nicht immer. Denk an den Moment, wenn man mit einer schwierigen Diagnose konfrontiert wird und erwartet, dass der Arzt sofort alle Antworten und Lösungen parat hat. Die Realität sieht oft anders aus: Es gibt keine einfache Antwort, sondern nur einen Weg, der *gemeinsam erarbeitet* werden muss.

Natürlich ist es erst einmal unbefriedigend, wenn meine Erwartungshaltung nicht erfüllt wird. Du bist krank, gehst zum Arzt, willst erst eine gute Behandlung, dann eine Lösung, am besten in Tablettenform, leicht einzunehmen und durch den Krankenkassenbeitrag ohne zusätzliche Kosten gedeckt. Damit dann am besten möglichst schnell wieder alles in Ordnung ist. Es ist nicht einfach. Für niemanden. Mike und ich hätten uns auch eine Patentlösung gewünscht. Jemanden, der sagt: „Machen Sie es so und so, machen diese und jene Therapie, und dann wird es wieder gut." Die Medizin unterstützt mit all ihrer Expertise Deine Genesung.
Sie bietet Dir die Verfahren und Mittel an, die sich in klinischen Erprobungen als geeignet erwiesen haben.
Doch es gibt selten das *eine* Rezept, das hilft.

Du bist derjenige, der das Zepter in der Hand hat.
Du selbst kannst tätig werden.
Und vieles dafür tun, um Dich und Deinen Körper zu unterstützen.

DIESE ERKENNTNIS, DASS MIKE ES SELBST IN DER HAND HAT, WIE DER WEITERE VERLAUF SEIN WIRD, HAT IHM DIE KONTROLLE WIEDERGEGEBEN.

Dieses lähmende Ohnmachtsgefühl war verschwunden und die Perspektive hatte sich gedreht: „Ich bin nicht ausgeliefert, ich habe selbst die Kontrolle. Bin meines eigenen Glückes Schmied. Das fühlt sich jetzt richtig gut an!" Was haben wir getan? Was hat Mike konkret geholfen? Das erzähle ich Dir im nächsten Abschnitt.

11. WAS HAT ER KONKRET GETAN?

Mike hat die Krankheit angenommen. Nicht als Lippenbekenntnis, sondern er hat es ehrlich akzeptiert, indem er die Realität seiner Situation nicht verdrängt hat und aktiv daran gearbeitet hat, seinen neuen Lebensumständen mit einem offenen Geist und einer positiven Einstellung zu begegnen.

Es war die bisher größte Herausforderung in seinem Leben.
Doch für Mike war es *kein Urteil.*
Er wusste, es ist eine *Zeitenwende.*

Von jetzt auf gleich war sein Leben ein anderes. Mike hat fortan in kleinen Schritten gedacht. Er hat seine neue Situation ganzheitlich angenommen. Und Mike hat losgelassen. Er hat seinen Fokus auf sich gerichtet, hat zum ersten Mal in seinem Leben tatsächlich auf die Signale seines Körpers geachtet. Mike hat die Botschaften seines Körpers respektiert und hat sein Verhalten dementsprechend angepasst.
Ich beschreibe an dieser Stelle seine größten Herausforderungen und was ihm unter anderem konkret geholfen hat:

Chemotherapie und Übelkeit

Mike war übel, und er hatte große Schwierigkeiten zu trinken. Als gäbe es eine Sperre in seinem Hals. Unsere große Angst war, dass er zu wenig Flüssigkeit aufnimmt und noch weiter Gewicht verliert.
Er hat sich gezwungen zu essen, und seien es auch nur Kleinigkeiten. Ich habe mich mit passenden Ernährungsformen während einer Chemotherapie beschäftigt und habe dementsprechend für uns gekocht.

Eine Liste, welche Lebensmittel Du besser vermeidest und welche förderlich sind, findest Du auch auf meiner Homepage zum kostenlosen Download.
Als nützliche Ressource habe ich Dir in ein Video bereitgestellt, in dem Du mehr über das Thema Ernährung erfährst und was Du jetzt beachten solltest,.

Mike hat Aquion-Wasser getrunken, was im Gegensatz zu herkömmlichem Wasser das einzige war, was er zu sich nehmen konnte, da es durch seinen basischen pH-Wert und die sanfte Struktur den gereizten Zustand seines Magens und Halses besser tolerierte. Es war ein wichtiger Bestandteil während der Therapie, und wir beide trinken es bis heute.
Was ist Aquion-Wasser?
Dieses speziell aufbereitete Wasser wird durch einen Ionisierungsprozess hergestellt, der es basischer macht und mit negativ geladenen Wasserstoffionen anreichert. Es kann Dich mehrfach gesundheitsförderlich unterstützen.

Durch die Regulation Deines Säuren-Basen-Haushalts und dadurch, dass es leichter und besser in jede Deiner Zellen eindringen kann, um Dich noch besser mit Flüssigkeit zu versorgen. Warum das so ist und was genau dieses
Wasser für Dich tun kann, erfährst Du durch weiterführende Informationen auf meiner Homepage und persönlich von mir.

Leben braucht nicht nur Energie in Form von Kalorien
Wir alle verbrauchen Nährstoffe und Mikronährstoffe. Dein wundersamer Körper kann so viele Belastungen aushalten und kompensieren: Hektik und Stress, schlechte Ernährung, Umweltgifte, viel Sport, harte körperliche Arbeit, zu wenig Schlaf und so weiter. Und diese Belastungen werden für uns alle augenscheinlich mehr anstatt weniger. Für diese Leistung verbrauchst Du aber vermehrt Nährstoffe. Umso mehr, wenn Du krank oder verletzt bist und Dein Körper wieder aufbauen und heilen möchte. Für jeden Baustein Deines Körpers, der ersetzt wird, braucht er vielerlei Baumaterial, das Du in Form von Nahrung zu Dir nimmst. Damit alles so reibungslos wie möglich ablaufen kann, gibt es eine Vielzahl von Vitaminen, Mineralien, Spurenelementen, die Du dafür benötigst. Bei einer normalen und gesunden Ernährung ist es schon schwer genug bis unmöglich, all das, was für Dich wichtig ist, zu Dir zu nehmen. Erst recht während einer Krankheitsphase. Dein Körper kann Gift aushalten und abbauen, braucht dafür aber Hilfe in Form von Mikronährstoffen.
Zu dem Thema gibt es unzählige Meinungen, und die Verwirrung war wohl noch nie so groß.
Daher berichte ich, was Mike, wir, getan und eingenommen haben.

Nahrungsergänzungsmittel
Sie waren für Mike ein wichtiger Eckpfeiler. Sie haben ihn unterstützt, denn während er gezieltes, hilfreiches Gift in Form einer Chemotherapie verabreicht bekommen hat, war sein Nährstoffbedarf so hoch wie nie zuvor. Und er hatte vor seiner Erkrankung nicht auf eine ausreichende Versorgung geachtet.
Mike sagt: „Sie haben mir geholfen, krebsfrei zu werden. Sie haben mir gutgetan und tun es bis heute." Er nimmt sie weiterhin ein. Nicht nur er, sondern wir beide. Während meiner langjährigen Unterernährung habe ich immer auf meine Vitamin- und Mineralienzufuhr geachtet, habe immer Nahrungsergänzungsmittel eingenommen und kann nur berichten, dass mein Körper keinen Schaden davongetragen hat.

Mike nimmt verschiedene wichtige Mikronährstoffe ein. Die Natur schenkt uns entzündungshemmende Lebensmittel, allen voran Ingwer und Kurkuma. Mike hat diese beispielsweise in Form von frisch gebrühten Tees getrunken und in Kapselform eingenommen um von ihren positiven Eigenschaften zu profitieren. Da Krebs unter anderem durch entzündete Zellen entsteht, kannst Du Dich damit unterstützen.

Omega 3 Das ist eine Fettsäure, mit der ich mich intensiv beschäftige und sagen kann, dass sie für uns essenziell ist, da sie eine zentrale Rolle in der Zellmembranfunktion spielt und entzündungshemmend wirkt. Ihre Wirkungskraft und tatsächliche Notwendigkeit ist grob beschrieben, herrlich einfach: Sie sorgt für Deine Zellgesundheit. Sie ermöglicht, dass Nährstoffe in jede Deiner 50 Billionen Zellen auch wirklich eindringen können und nicht nur in Deinem Blut an ihnen vorbeischwimmen. Wenn Du Deine Zellen nicht befähigst, ihre Durchlässigkeit und Elastizität zu behalten, nützen Dir die besten eingenommenen Nährstoffe nicht so viel, wie sie leisten könnten. Sie müssen in Deine Zellen gelangen. Doch nicht nur das. Omega 3 kümmert sich ebenso um den Abtransport von Abfallprodukten aus Deinen Zellen. So können sich Deine Zellen nicht so leicht entzünden. Es gibt große Qualitätsunterschiede, und ich empfehle nur diejenigen Präparate, die Mike eingenommen hat und die ihm de facto so geholfen haben. In seinem Regal stehen eine gute Handvoll Nahrungsergänzungsmittel, die seine Genesung unterstützt haben. Sie werden auch Dir helfen können, und auch dafür bin ich so gerne für Dich da. Ich möchte es Dir mit den Experten anbieten, die ich für Dich in meinem Umfeld habe. Unterstütze Deinen Organismus bei seinen Aufgaben.

Abgeschlagenheit und Schwäche
 Mike war sein Leben lang Sportler und maximal leistungsfähig. Zu spüren, dass Kraft schwindet, war für ihn grausam. Er hat sich kleine, erreichbare Ziele gesetzt und Momente der Bewegung genutzt, um sich wieder mit seinem Körper verbunden zu fühlen.. Deshalb hat er sich täglich bewegt. Auch während des Chemozyklus war er mindestens einmal pro Tag an der frischen Luft. Es spielte keine Rolle, wie lange. Und seien es auch nur ein paar Minuten. Hauptsache raus, gehen und atmen.

In den Tagen zwischen den Therapien waren wir gemeinsam im Yoga. Ich selbst bin Yogatrainerin und weiß um die gesundheitlichen Wirkungen von Yoga. Es hat ihm so gutgetan.

Für ihn war das Fitnessstudio ein wichtiger Baustein, der ihm schon
währenddessen und auch im Rückblicks sehr geholfen hat.
Nicht mehr mit dem Leistungsanspruch von früher, sondern mit der
überbordenden Dankbarkeit für einen gewissen Grad an Normalität. Ein
Bestandteil seines „alten" Lebens, den er unbedingt weiter behalten wollte.
Mit der schöneren Aussicht, dass er nichts leisten muss, sondern darf und
kann.
Jeder Mensch fühlt sich durch Sport besser, und für die gesundheitlichen
Vorteile von Bewegung bräuchte man eine ganz, ganz lange Liste. Er
wusste, es tut ihm gut. Wir beide sind Sportler und wissen, was und wie in
welchem Maße gut tut. Die Kombination aus moderatem Ausdauertraining,
Yoga und Kraftübungen ist ideal. Wir beraten Dich da gerne.

Äußeres Erscheinungsbild
Mike ist sein äußeres Erscheinungsbild wichtig, er möchte seinem eigenen
Ideal so gut wie möglich entsprechen. Nun hatte er zehn Kilo
abgenommen, und er litt sehr unter diesem neuen Aussehen. Mike hat das
Saunieren für sich entdeckt und lieben gelernt. Nicht nur, dass es sein
Immunsystem unterstützt hat und er die Ruhe genießen konnte: Es hat sein
Selbstvertrauen gestärkt. Er war sich zu dünn und hat weniger gut
„funktioniert", aber er hat sich nackt gezeigt. Er hat sich angenommen und
ist zu sich gestanden. Selbstakzeptanz.

Am Leben teilnehmen.
Entweder genau so oder mehr denn je.

Die Chemotherapie kann Dich äußerlich verändern, und das könnte für
Dich, zumindest anfangs, womöglich sehr schwer auszuhalten sein. Es kann
hilfreich sein, sich durch kleine Rituale wie das Pflegen der Haut, das
Tragen von bequemer und schöner Kleidung oder das Einholen von
professioneller Unterstützung, wie z. B. einer Kosmetikerin oder einem
Stylisten, wieder wohler in der eigenen Haut zu fühlen.

Es gibt eine wunderbare Frau, die ich im Zuge meines Podcasts
kennenlernen durfte:
Ihr Name ist Juliane Klüß, und sie ist eine ganz besondere Fotografin. Als
sie 16 Jahre alt war, ist neben ihr ein Heizkessel explodiert, und seither trägt
sie Narben an ihrem Körper. Es gibt eine wunderschöne japanische
Philosophie namens Kintsugi. Die Scherben zerbrochener Keramik werden
mit Gold verbunden und somit wird etwas Kaputtem ein neues Leben
geschenkt.

Gleichzeitig verleihen sie ihnen ein neues, einzigartiges Erscheinungsbild, das den – vermeintlichen – Makel des Kaputten in den Vordergrund stellt. Juliane begleitet und fotografiert Menschen während ihrer Chemotherapie. Sie kann dadurch ein neues Selbstbild erzeugen, denn Schönheit liegt in Kraft, Mut und Selbstakzeptanz. Diese Bilder haben die unglaubliche Power, alte Verletzungen in Liebe anzunehmen und zu sich selbst zurückzufinden, denn so hat sie es auch selbst erfahren. Ihre Mission ist es, Menschen zu zeigen, wie schön sie sind, gerade weil sie Narben tragen.
Schau in die Podcast-Folge mit Juliane und mir rein, und Du wirst sehen, wie bezaubernd sie ist. Auf meiner Homepage findest Du den Kontakt zu ihr.

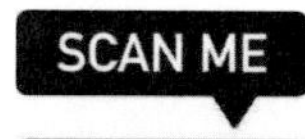

Die Reaktionen der Umwelt

Es kann sein, dass es Dich wundert oder gar schmerzt, dass bei Dir eventuell nicht viel nachgefragt wird, wie es Dir wohl ergehen möge. Das ist *kein Desinteresse*, sondern die Angst Deines Gegenübers, etwas Falsches sagen zu können. Das wurde uns im Nachhinein oft berichtet, dass man sich nicht zu fragen getraut hätte, um nicht übergriffig zu wirken. Das ist wieder die Sache der Perspektive. Dein Mitmensch ist unsicher und überfordert. Wie würdest Du denn im umgekehrten Fall reagieren?
Oder die Menschen reden, fragen nach, fragen sehr viel nach. Egal, wo Du bist, es scheint nur noch ein Thema zu geben: Dich und Deine Krankheit. Du triffst auf mitleidige Blicke und Betroffenheit. So etwas wie Normalität scheint abgeschafft zu sein.
Wie Du damit umgehst, ist allein Deine Entscheidung.
Es ist Dein gutes Recht, Deinen Mitmenschen mitzuteilen, was in der jeweiligen Situation gut ist für Dich. Was Du brauchst oder was Dich anstrengt. Du bestimmst, ob und in welcher Weise Du über Dich sprechen möchtest oder gegebenenfalls in diesem Augenblick nicht. Und niemand anderer. Vereinfacht gesagt ist es so, dass je mehr „Drama" wir in unser Leben lassen, desto mehr spüren wir es auch: Erzähle von Problemen, und Deine Stimmung wird sich ändern.
Das hast Du selbst in der Hand, ob Du das zulassen möchtest. Es kann ja gut sein, dass Du eine Ansammlung guter Tage hast und Dein Leben mit schönen Dingen füllen möchtest. Doch Du wirst immer wieder auf Dein vermeintliches Leid angesprochen. Abgrenzung ist das Zauberwort. Diese Form von neugewonnenem Egoismus ist ein Geschenk. Du musst plötzlich viel weniger fremden Ansprüchen genügen.

Vielleicht kannst Du sogar erkennen, dass es nicht weiter Deine Aufgabe sein muss, zum Beispiel Mediator, Vermittler oder Streitschlichter zu sein. Du und Dein direktes Umfeld sind wichtig. Das und nicht irgendeine Bedürfnisbefriedigung anderer Menschen. Lege Deinen Fokus auf Dich, und Deine Welt wird überschaubarer.

Mike und ich haben selbst bestimmt, wann und mit wem wir über seine Diagnose sprechen wollten.

Wir haben der Krankheit keinen Raum geschenkt.

Berührungen und Liebe

Wir haben uns, wie bereits beschrieben, so viel und so oft berührt, wie es nur irgendwie möglich war. In Ruhe. Körper an Körper. Die Welt um uns herum ist verblasst, und wichtig war nur das Hier und Jetzt. Dankbarkeit für den Moment. Noch dazu so ein schönes Mittel gegen Angst. Das war der beste Booster für sein Immunsystem.

12. DANKBARKEIT

esundheit und Liebe sind zwei elementare Eckpfeiler im Leben und somit die Basis für das, was Du Dir in Deinem Leben aufbaust. Zum Beispiel können Gesundheit und Liebe Dir helfen, Krisen zu bewältigen: Ein starker Körper gibt Dir Energie, und eine liebevolle Beziehung schenkt Dir Halt und Zuversicht in schwierigen Zeiten. Diese Binsenweisheit ist gemeinhin bekannt, doch erfahren tust Du es jetzt.

Es liegt in der Natur des Menschen, dass wir erst dann, wenn wir etwas verlieren, und sei es nur die Angst davor, es könnte so geschehen, dieses Etwas gebührend zu schätzen wissen. Dann ist es plötzlich unermesslich wertvoll, denn dieser Moment des Verlusts oder der Angst davor lässt uns erkennen, wie sehr wir uns auf die Grundlagen unseres Lebens verlassen. Diese Erkenntnis führt oft zu einem *Perspektivwechsel*:

Wir beginnen, kleine Dinge zu schätzen, die wir zuvor als selbstverständlich angesehen haben, wie ein Spaziergang im Sonnenschein oder ein liebevolles Gespräch.

Wir haben uns diese menschliche Eigenart zunutze gemacht, und diese Neuausrichtung unseres Blickwinkels war einer der wichtigsten Faktoren für seinen außerordentlich *wundervollen Krankheitsverlauf*.

Du hast in Kapitel 7 gelesen, welch ein atemberaubendes Wunder Du bist. Ich wurde nicht müde, Mike das zu erzählen und aus Fachliteratur vorzulesen, was ich über die körperlichen Mechanismen und Zusammenhänge weiß.
Wie oft lagen wir auf der Couch, und ich habe ihm mit leuchtenden Augen über seinen eigenen Körper vorgeschwärmt. Voller Inbrunst, denn für mich ist jeder einzelne Mechanismus magisch und unbegreiflich genial.
Erst war er überrascht und interessiert, dann erstaunt. Dieses Staunen wandelte sich in Fassungslosigkeit. Er hat sich darauf eingelassen. *Mike hat das Wunder gespürt.*
Alles an und in ihm hat gebrizzelt. Überwältigende Dankbarkeit hat sich ausgebreitet und die Überzeugung, dass sein Körper die Ressourcen hat, um zu regenerieren. Ihm wurde mehr und mehr bewusst, in welchem Hamsterrad er sich befand.

Als Gegenleistung für seine täglichen Leistungen braucht Dein Körper **Zuwendung** und **Unterstützung**. Und das war einer der wichtigsten AHA-Momente auf seiner Reise.

Mike besitzt selbst in sich alles, um wieder gesund zu werden. Dankbarkeit hat ein eigenes Kapitel verdient, denn sie ist ein entscheidender Schlüssel für Gesundheit, Zufriedenheit und ein glückliches Leben. Und das war einer der AHA-Momente.

ÜBERWÄLTIGENDE DANKBARKEIT HAT SICH AUSGEBREITET UND DIE ÜBERZEUGUNG, DASS SEIN KÖRPER DIE RESSOURCEN HAT, UM ZU REGENERIEREN.

Aber dieses Dankbarkeitsgefühl ging noch viel weiter.
Sein Leben erscheint seither in einem anderen Licht, und die *Leuchtquelle ist er selbst.*
Als hätte der Scheinwerfer, der auf unser beider Leben strahlt, nicht nur seine Helligkeit, sondern auch seine Farbe und vor allem seinen Blickwinkel geändert. Wir haben andere Dinge wahrgenommen und festgestellt, dass wir selbst entscheiden können, welchen Stellenwert die unterschiedlichen Dinge in unserem Leben haben. Zum Beispiel haben wir bewusst entschieden, mehr Zeit für Spaziergänge in der Natur einzuplanen, weil uns diese Momente Ruhe und Klarheit bringen. Dinge wie ständige Erreichbarkeit oder beruflicher Perfektionismus wurden hingegen deutlich unwichtiger.
Was zuerst wichtig war, ist jetzt ganz dumm.

Die vermeintlich einfachsten Dinge und Tätigkeiten wurden kostbarer, heller, bunter.

Er hat erfahren und gespürt, dass folgendes einen entscheidenden Unterschied macht. Es sind Fragen an Dich selbst, und nur Du kannst es für Dich immer aufs Neue entscheiden und dann dementsprechend erleben: Lege ich mein Augenmerk auf das Negative? Fühle ich mich eingeschränkt aufgrund der Krankheit und leide ich darunter? Spüre ich Mangel? Wenn dem so ist, erlebst Du es so. Oder Du machst es wie wir: Wir haben begriffen und gespürt, in welcher Fülle wir leben dürfen. Allein durch die Tatsache, dass wir hier in Deutschland, im Vergleich zu weiten Teilen der restlichen Welt, in vielerlei Hinsicht prädestiniert sind.: Wir leben in Frieden, Freiheit und relativer Sicherheit. Wir haben eine sehr gute ärztliche Versorgung.
Auch wenn vieles nicht gut läuft, keine Frage, in Relation gesehen haben wir es unerhört gut. Das wurde uns sehr wohl bewusst, als wir im Universitätsklinikum in Regensburg gesessen sind. Es ist eine Entscheidung: Legst Du Deinen Fokus auf das, was verbesserungswürdig ist, bist Du unzufrieden. Siehst Du eine Behandlung als keine Selbstverständlichkeit an und wechselst kurz die Perspektive: Stell Dir nur zum Beispiel vor, Du würdest in den USA, Asien, Indien oder Afrika leben, stellt sich das Gefühl der Dankbarkeit ein.
Wir haben es uns immer wieder selbst erzählt, thematisiert, die guten Dinge betont, dass wir nun die Welt mit anderen Augen sehen. Das ist Übung. Aber hey, eine leichte...
Kleiner Aufwand, große *Wirkung*:
Nämlich auf Deine Gedanken, Deine damit verbundenen Gefühle, Deine Haltung, Deinen Körper, Deine Umwelt. Freundliche Menschen werden freundlicher behandelt.
Wir sind alle nur Resonanzkörper. Mike und ich sind tatsächlich dankbar für jeden Tag. Für unsere Stadt, unser Bayern, unsere Sicherheit, unser soziales Umfeld. Für den Cafébesuch am Samstagmorgen. Ein schmerzfreies Aufstehen. Gutes Essen. Aufmerksamkeit. Mitgefühl. Anerkennung. Unsere Freiheit.

Was kannst Du für Dich tun?
Viele Untersuchungen und Studien zeigen, wie wertvoll und gesundheitsförderlich es ist, kleine Routinen in Deinen Tag zu integrieren: Atmen ist Leben. Kleine, feine Atemübungen unterstützen Dein Nervensystem und helfen, den Tag entspannter oder energiereicher zu beginnen.

Da kann ich Dir gerne ein paar ganz einfache Atemtechniken an die Hand
geben, die Du problemlos und vor allem unsichtbar in Deinen Alltag
integrieren kannst.
Durch eine einfache Dankbarkeitsübung kannst Du den Fokus auf die
positiven Aspekte des Tages lenken.

Bereits drei Dinge aufzuschreiben, für die Du an diesem Tag dankbar bist,
reicht aus, um Dein Wohlbefinden langfristig zu steigern. Zum Beispiel bin
ich oft dankbar für mein Zuhause, ein freundliches Gespräch mit einem
Nachbarn oder das Lächeln eines Fremden auf der Straße. Solche
Momente geben mir immer wieder neue Kraft und Lebensfreude. Du hältst
es fest und machst es Dir dadurch noch einmal mehr bewusst.
Vielleicht magst Du die nächste Seite für Dich nutzen? Auch in Deinem
Leben gibt es mit Sicherheit Dinge, die schön für Dich sind oder auf die Du
stolz bist. Es tut jedem von uns so gut, sich bewußt zu überlegen, was
einem auch Gutes widerfährt. Durch Deine Gedanken und Überlegungen,
Deinen Fokus auf das Positive, schenkst Du Deinem Körper zeitgleich
Entspannung. Es ist tatsächlich so einfach, Dich selbst zu stärken.
Es gibt keinen Anspruch an eine schöne Schrift oder wohl formulierte
Worte: Schreib, wie Du möchtest. Es ist Deins und gehört nur Dir. Es gibt
kein richtig und kein falsch. Ich schreibe Tagebuch, seit ich acht Jahre alt
bin. Ich liebe das zu tun und erschaffe mir dadurch ein Geschenk fürs
Leben.

Vielleicht willst Du einen Versuch starten und dieses Buch noch mehr zu
Deinem persönlichen Begleiter machen. Hier ist Dein Platz:

WAS SO RICHTIG *gut* IST IN MEINEM LEBEN

JA, ES GIBT DIE DINGE IN MEINEM LEBEN,
FÜR DIE ICH DANKBAR BIN UND
DIE ICH GERN HABE

Ich bin ehrenamtlich in der Notaufnahme im Krankenhaus der
Barmherzigen Brüder in Regensburg tätig und darf das machen, was so
wichtig ist: Zeit haben für Menschen, die es so dringend brauchen. Als
Notfall im Krankenhaus zu sein, bedeutet für jeden Menschen in einer
Ausnahmesituation zu sein. Ich muss nichts tun, nur da sein. Bin eine
Person im weißen Kittel, die sie sieht, zuhört, nachfragt, ihre Hände hält, sie
streichelt und so lange bleiben kann, wie es nötig ist. Ich heiße sie
willkommen, gehe auf sie ein, beruhige, spende Mut. So viele Tränen,
Lachen und unendliche Dankbarkeit. Darf das machen, was in der Klinik
durch Zeitmangel zu kurz kommt: Aufmerksamkeit schenken. Nach jedem
Besuch im Krankenhaus bin ich gefühlt der reichste Mensch. Denn ich habe
gesehen, dass alleine zur Toilette gehen zu können, keine
Selbstverständlichkeit ist. Und ich kann es an diesem Tag. Das ist die Magie
der Perspektive.
Ich erzähle und schwärme so viel über diese unvergleichliche Dankbarkeit.
Und es bedarf wieder so wenig.

Einfach da sein. Einfach tun.

13. KEINER VON UNS KOMMT HIER LEBEND RAUS. NIEMAND.

Mike nicht, ich nicht und auch Du nicht. Diese Tatsache zu wissen oder
sich dessen bewusst zu sein, macht den entscheidenden Unterschied.
Für jetzt und den Rest Deines Lebens.
Sich zu vergegenwärtigen, dass alles *endlich* ist und im Falle einer
schweren Diagnose auch noch so spürbar wie nie, ist erst grausam. Dann
kann es zum Geschenk Deines Lebens werden.
Ob Du eine Diagnose hast oder vermeintlich gesund bist, jeder von uns hat
de facto nur Tag für Tag. Und nicht mehr. Wir haben die Vergangenheit
erlebt, sie wirkt immer in die Gegenwart mit hinein. Wir können anhand
unserer Vorstellung auch schon in der Zukunft leben.
**Das ist alleine Deine Entscheidung, was Du siehst, fühlst und bereits
erlebst, ohne dass es schon eingetreten wäre.**
Es ist so spürbar, als wäre es bereits Realität:
Stress, Überforderung und Angst oder Vorfreude auf schöne Dinge. Mit
welcher Zukunftsvision geht es Dir besser? Was gibt ein gutes Gefühl? Es
ist Deine Entscheidung.
Das einzige, was sicher ist, ist, dass nichts sicher ist.

Ein Beispiel: Vor einigen Jahren planten wir einen langen Urlaub, voller Vorfreude und detaillierter Organisation, doch eine plötzliche Krankheit hat alles umgeworfen. In diesem Moment wurde uns klar, wie wenig wir kontrollieren können und wie wichtig es ist, jeden Tag bewusst zu leben.
43
Du kannst Dir alles Erdenkliche ausmalen, aber Du weißt es nicht. Platt gesagt, weiß ich nicht, ob ich die Veröffentlichung dieses Ratgebers erlebe. Weder ich, noch Mike, noch Du, noch irgendwer weiß, was morgen sein wird. Das bedeutet nicht, dass „wir leben, als gäbe es kein Morgen". Unser neues Leben steht unter dem Motto: *Carpe diem* – Nutze den Tag. So leben wir den Tag mit einem Fokus auf das, was uns Freude bringt. Und wir haben beschlossen, dass wir uns, wenn dann, in bunten Farben alle erdenklich positiven Szenarien ausmalen. Wir haben das Gefühl, das verleihe uns Superkräfte.

Leben ist jetzt. Nur jetzt. Dieser Gedanke ist so kraftvoll, weil er uns daran erinnert, dass wir nur im gegenwärtigen Moment handeln, fühlen und wirklich leben können.

Alles andere – ob Vergangenheit oder Zukunft – ist außerhalb unseres direkten Einflusses. Vorfreude haben, Pläne schmieden und sich Ziele setzen, sind Erwartungen, die uns vorangehen lassen.

Auf etwas „hinzuarbeiten" spendet Energie und gibt Dir Antrieb. Das ist nicht nur für Dich in Deiner jetzigen Situation wichtig, sondern unser aller innerer Motor.
Bastle und schmiede so gut Du kannst, nur schiebe nichts mehr auf die lange Bank. Ein schönes Bild: Wie lang unsere eigene Bank ist, weiß man nicht. Und das ist gut so.
Dein Hauptaugenmerk auf die unmittelbare Zukunft zu legen, hilft gut gegen Angst.

14. GEGEN ANGST

Natürlich ist die Wahrscheinlichkeit eines langen Lebens mit einer Diagnose zunächst eingeschränkt. Doch sich hier und jetzt Gedanken darüber zu machen, führt meist nur zu einem Ergebnis: ängstliche Befürchtungen. Ich möchte noch einmal betonen, wie schädlich das für Deinen Körper sein kann.

Niemand von uns kann in die Zukunft sehen, aber jeder kann seinen eigenen Weg gestalten.

Du hast Angst. Angst vor der Zukunft. Das Damoklesschwert Krebs hängt über Dir, vernebelt Deine Sinne und lässt Dich vor dem, was kommen mag, erschaudern. Diese Angst ist oft diffus.

Du hast vage Bilder und Befürchtungen im Kopf, manchmal ohne sie wirklich konkret fassen zu können. Und genau das ist das Problem: Sie liegt in der Zukunft.

Eine bestimmte Fragetechnik kann Dir helfen, Deinen Fokus zu verändern.

Diese Technik habe ich von einer beeindruckenden Frau gelernt, die selbst an Krebs erkrankt war und heute, sieben Jahre nach ihrer Diagnose, krebsfrei ist. Auch mit ihr habe ich mehrere Podcastfolgen aufgenommen – hör doch mal rein.

Ihr Name ist Shila Driesch.

Ihr Buch trägt den Titel *DIE MUTLÖWIN®*.

Hier ist das Frageschema, das Du anwenden kannst – es ist wie ein Zwiegespräch mit Dir selbst:

- **Wie geht es mir?**
  „Was für eine blöde Frage. Schlecht, ich habe Krebs."
- **Ja, schon, klar. Aber wie geht es mir jetzt?**
  „Schlecht. Ich habe Angst vor der nächsten Chemo oder davor, einen schlechten Befund zu bekommen."
- **Ja, das kenne ich. Aber noch einmal: Wie geht es mir denn wirklich genau jetzt? In diesem Moment?**
  Habe ich Schmerzen? Ist mir übel? Gibt es sonst irgendetwas Akutes, das mich belastet?
  „Nein, eigentlich nicht. Gerade sitze ich auf der Couch. Es ist warm, ich habe keine Schmerzen, mir ist nicht übel, und ich lese ein Buch. Oder schaue Fernsehen. Oder, oder, oder ..."
- **Ah ja. Dann ist es ja jetzt gerade gut. Jetzt, in diesem Moment, ist alles in Ordnung. Was die Zukunft bringt, weiß ich nicht.**

Diese Strategie ist erstaunlich effektiv und kann bei jeder Form von Angstzuständen helfen. Probier es doch einfach mal aus.
Mike wird regelmäßig untersucht – derzeit alle drei bis vier Monate.
Wir haben beschlossen, einfach davon auszugehen, dass alles gut bleibt. Natürlich wissen wir das nicht sicher, denn niemand kann in die Zukunft blicken. Und genau das ist der Punkt. Wir verschwenden keine Energie mehr auf das, was schlimmstenfalls passieren könnte. Diese Gedanken rauben nur Kraft. Wir würden die Ängste ohnehin spüren, wenn es tatsächlich so weit käme – warum also schon vorher darunter leiden?
Ich selbst bin sogar noch einen Schritt weitergegangen. Selbst wenn ich neben Mike im Wartezimmer der Onkologie sitze, während wir auf den Arzttermin warten, schaffe ich es, meine Angst komplett abzustellen. Dafür genügen ein paar klare Sätze in meinem Kopf.
Überlege Dir, was Dich in Deinem Leben erschöpft und belastet.

Ein „Weiter so" ist oft keine Option. Vielleicht ist jetzt der Moment, in dem Du Deine Richtung ändern kannst.

15. EIN NEUBEGINN

ch kann wahrlich nicht sagen, ob es besser wird, wenn sich etwas ändert. Ich kann nur sagen, es muss sich etwas ändern, damit es besser werden kann. — Lichtenberg

Was dürfte sich ändern, damit Du Dein Leben zufriedener und glücklicher leben könntest? Vielleicht ist es mehr Zeit mit Deinen Liebsten zu verbringen, ein lange aufgeschobenes Hobby wieder aufzunehmen oder bewusst kleine Momente des Glücks zu genießen.

Überlege, was Dir wirklich am Herzen liegt. Schreib es Dir auf Deinen Wunschzettel, den Du Dir kostenlos von meiner Homepage herunterladen kannst.

Deine Krise ist eine Chance.
Nicht umsonst berichten so viele Menschen von ihrem zweiten Leben.

Geschriebene Zeilen - auch wenn sie die Kombination unserer Erfahrungen und der entsprechenden Erklärungen sind - kann das komplexe Thema Krebs und wie Du einen gesundheitsförderlichen Umgang damit findest, keinesfalls umfassend behandeln.

Daher findest Du auf meiner Homepage weiterführende Ressourcen, praktische Tipps und eine Liste mit Büchern und Anlaufstellen, die Dir helfen können, Deinen individuellen Weg zu gestalten. Ich schreibe ihn in der Hoffnung, dass er Deine Perspektive positiv verändern kann. Ob Du Betroffener oder Angehöriger bist. Vieles kann man besser zu zweit.

Ich beleuchte die wichtigsten Themen, wie Selbstfürsorge, Kommunikation, Perspektivwechsel und praktische Tipps für den Alltag, doch reiße ich sie hier nur an. Geschriebene Worte werden Deiner Situation nicht gerecht.

Deswegen biete ich Dir von Herzen an: Melde Dich bei mir, denn ich bin für *Dich* da. Ich biete Dir meine Unterstützung an, nehme mir Zeit für Dich und Deine Bedürfnisse, ganz so, wie es Dir jetzt fehlt.
Ich spreche aus Erfahrung. Ich schreibe und spreche nicht von einer Seite oder von oben herab, sondern ich weiß genau, wie es ist, mittendrin zu sein. Mike hat sein eigenes Wunder wahr gemacht, und diese Möglichkeit hat nicht nur er.
Ich will Dir eine Inspiration sein. Eine Orientierung. Ein Anker. Eine Mutmacherin. Zum Beispiel erinnere ich mich an eine Frau, die durch unsere Gespräche den Mut fand, einen lang gehegten Wunsch zu verfolgen, der ihr neue Energie und Zuversicht schenkte. Genau das wünsche ich mir auch für Dich. Hast Du Schwierigkeiten im Umgang oder der Kommunikation mit Deinem Umfeld?

Suchst Du die richtigen Worte? Hast Du Konflikte? Belastet Deine Krankheit Deine Beziehung?
Weißt Du nicht, wie dieses Paket gemeinsam zu tragen ist? Ich kann Dir wertvolle Anregungen und Tipps geben.
Mike hat es durchleben müssen. Ich habe es miterleben dürfen, und diese Erfahrung hat meine Perspektive verändert. Sie hat mir gezeigt, wie wertvoll jeder Moment ist und wie viel Stärke in uns allen steckt, selbst in den schwierigsten Zeiten. Aus diesem meinem Leben kann ich nichts Richtiges und Wichtigeres machen, außer die Geschichte unserer wundersamen Reise zu teilen. Dieser Einschlag in unser Leben hat uns unvorstellbar viel gelehrt:

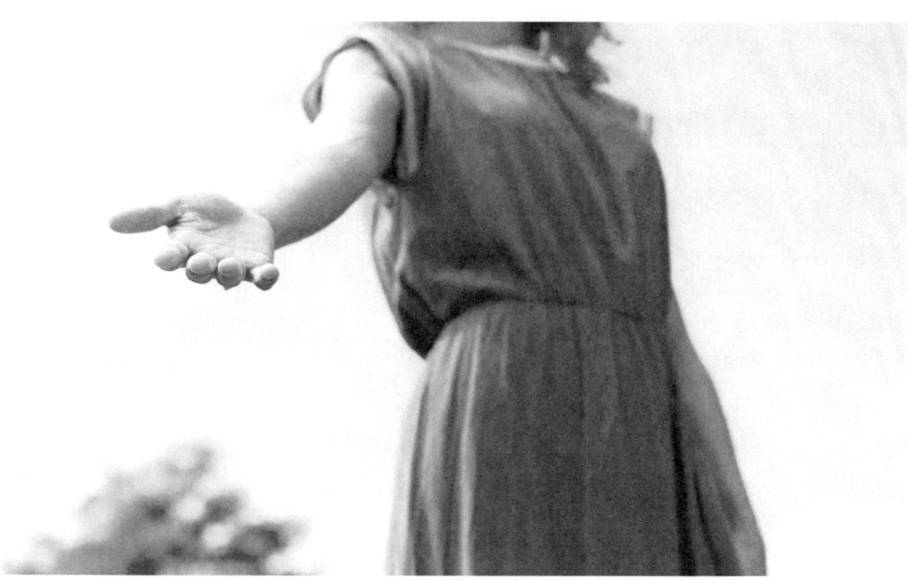

Was ist wichtig im Leben und was kann weg?

Überlege Dir, welche Menschen und Dinge Dir wirklich guttun, und konzentriere Dich darauf. Lass alles los, was Dich belastet oder keinen echten Wert für Dein Glück hat. Wichtig ist die Zeit mit den Menschen, die wir lieben, und die Momente, die wir bewusst erleben. Weg kann alles, was uns nicht erfüllt oder unsere Energie raubt. Ich habe den großen Sinn in meinem Leben geschenkt bekommen:

Dir zu helfen.

„DU HAST DIE DIAGNOSE KREBS, BIST ABER NICHT UNBEDINGT AN KREBS ERKRANKT"

PERSPEKTIVEN.DENKEN.REDEN.

MEINE BEGLEITUNG FÜR DICH

www.danielle-herrnberger.de

Danielle Herrnberger
Badstr. 34
93059 Regensburg
Telefonnummer: 01579 245 8447

DU BIST NICHT ALLEINE!

Nützliche Ressourcen Hier findest Du QR-Codes zu den offiziellen Seiten der Deutschen Krebshilfe und der Deutschen Krebsgesellschaft.
Sie bieten fundierte Informationen, hilfreiche Tipps und Unterstützung für Betroffene und Angehörige.

Deutsche Krebshilfe.

Deutsche Krebsgesellschaft